人体寄生虫学彩色图谱
Color Atlas of Human Parasitology
（第二版）

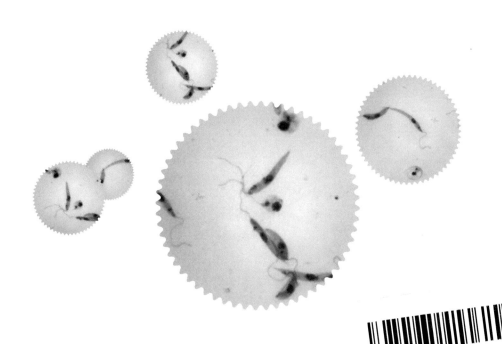

主　编	陈建平　王光西				
医学总主编	刘远厚				
主　审	胡孝素				
副主编	廖　琳	陈达丽	陈琦伟	徐文岳	王　昕
	张　莉	周本江	李金福	章亚倞	牟　荣
编　委	王洪涛	田　玉	马　莹	陈静先	张　雷
	王　涛	刘明杰	申丽洁	罗　萍	杨　明
	詹柏林	陈文碧	王　敏	毛樱逾	杨兴友
	杨　燕	佘俊萍	熊天擎	张建辉	湛蜀燕
	刘建军	张建国	余泽英	李　浇	董　锴

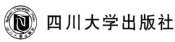

四川大学出版社

特约编辑:孙 云
责任编辑:梁 平
责任校对:周 艳
封面设计:璞信文化
责任印制:王 炜

图书在版编目(CIP)数据

人体寄生虫学彩色图谱 / 陈建平，王光西主编. —2 版.
—成都：四川大学出版社，2018.12 (2024.8 重印)
ISBN 978-7-5690-2690-0

Ⅰ.①人… Ⅱ.①陈… ②王… Ⅲ.①医学－寄生虫
学－图谱－医学院校－教材 Ⅳ.①R38-64

中国版本图书馆 CIP 数据核字 (2019) 第 003790 号

书名	人体寄生虫学彩色图谱	
	RENTI JISHENGCHONGXUE CAISE TUPU	
主 编	陈建平 王光西	
出 版	四川大学出版社	
地 址	成都市一环路南一段 24 号 (610065)	
发 行	四川大学出版社	
书 号	ISBN 978-7-5690-2690-0	
印 刷	成都普瑞特彩印有限公司	
成品尺寸	210 mm×285 mm	
印 张	4.5	
字 数	109 千字	
版 次	2019 年 1 月第 2 版	
印 次	2024 年 8 月第 3 次印刷	
定 价	30.00 元	

◆读者邮购本书,请与本社发行科联系。
电话:(028)85408408/(028)85401670/
(028)85408023 邮政编码:610065
◆本社图书如有印装质量问题,请
寄回出版社调换。
◆网址:http://press.scu.edu.cn

前　言

　　人体寄生虫学是医学院校重要的基础课程之一，它属于病原生物学范畴。寄生虫的形态部分是本课程的重点内容。由于寄生虫的虫种较多，形态结构复杂，既包括大体形态结构，又包括显微形态结构，加之目前缺乏一部完整的寄生虫学图谱，所以初学者学习此门课程时感到比较困难。为了满足当前教学和有关专业人员工作的需要，我们组织部分长期从事寄生虫学教学与科研的专家、教授在第一版基础上编写了《人体寄生虫学彩色图谱》（第二版）。

　　本书系参照高等医学院校《人体寄生虫学》教学大纲编写而成的。全书共收集寄生虫的形态结构彩图225幅，主要收载的是国内常见的寄生虫虫种。本书的编写、出版，将有助于医学院校的学生更好地掌握寄生虫的形态结构，为他们深入理解寄生虫的生活史、致病原因，以及进一步学习临床医学课程打好基础。同时，本图谱对从事临床检验、疾病预防与控制工作的人员也有一定的借鉴和参考作用。

　　本书的编写得到了我国寄生虫学界著名专家、四川大学华西医学中心胡孝素教授的肯定和支持。胡孝素教授在百忙中对本书进行了审阅，并对本书的编写提出了宝贵的意见，在此深表感谢。

　　由于编者的业务水平和实践经验有限，加之时间仓促，本书难免有缺点和错误，在此恳请医学界同仁和广大读者给予批评指正。

四川大学华西医学中心　　陈建平

西　南　医　科　大　学　　王光西

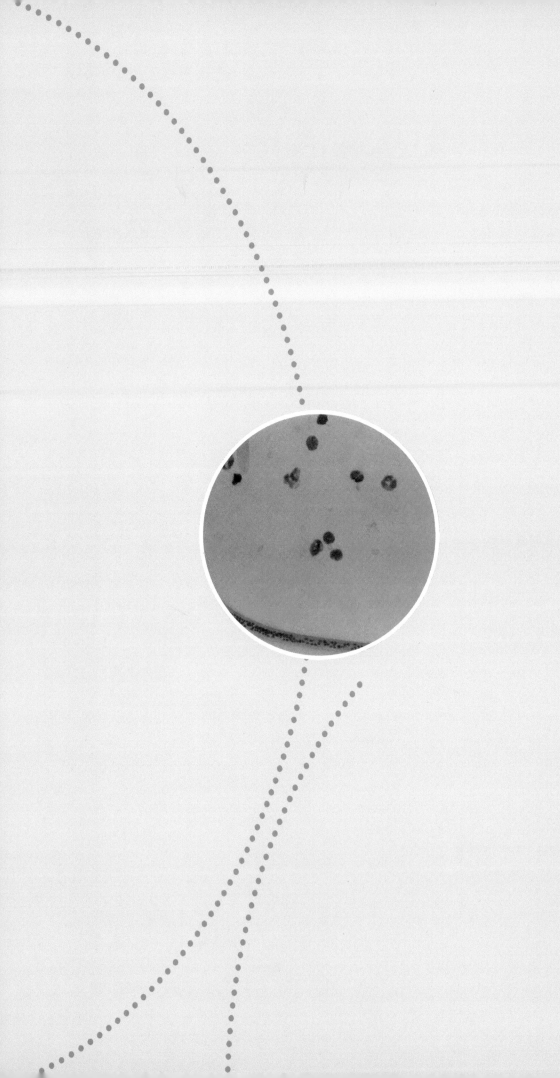

目 录

Contents

第一章 原虫 Protozoa

第二章　蠕虫 Helminths

目录 **Contents**

第三章　医学节肢动物 Medical Arthropods

第一章　原虫 Protozoa

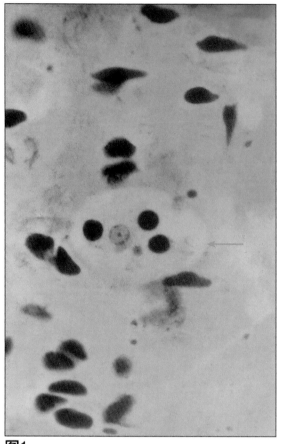

图1

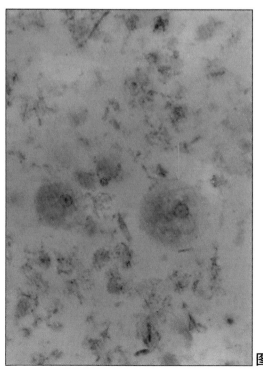

图2

图3

图1　溶组织内阿米巴滋养体
Entamoeba histolytica trophozoite (1)
←吞噬有多个红细胞 ingested several red blood cells
（铁苏木素染色 Iron hematoxylin stain 10×100）

图2　溶组织内阿米巴滋养体
Entamoeba histolytica trophozoite (2)
←吞噬有红细胞 ingested red blood cells
（铁苏木素染色 Iron hematoxylin stain 10×100）

图3　溶组织内阿米巴滋养体
Entamoeba histolytica trophozoites (3)
←核仁小，中央位。核周染色质粒分布均匀 A small karyosome, centrally located. Peripheral chromatin granules are distributed evenly.
（铁苏木素染色 Iron hematoxylin stain 10×100）

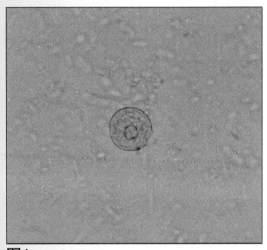

图4

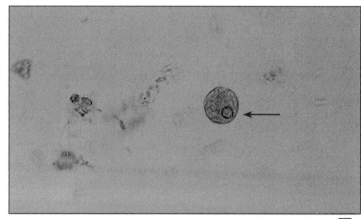

图5

图4　溶组织内阿米巴包囊
Entamoeba histolytica cyst (1)
（生理盐水涂片 Direct saline smear 10×40）

图5　溶组织内阿米巴包囊
Entamoeba histolytica cyst (2)
←—单核包囊 Uninucleate cyst
（碘染 Iodine stain 10×40）

图6　溶组织内阿米巴包囊
Entamoeba histolytica cyst (3)
←—双核包囊 Binucleate cyst
（铁苏木素染色 Iron hematoxylin stain 10×100）

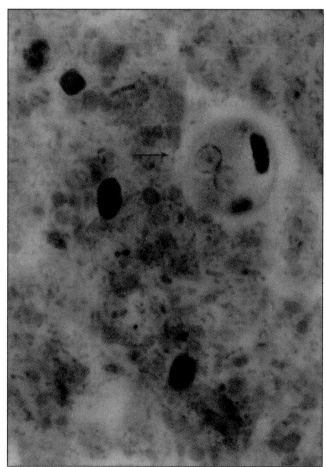

图6

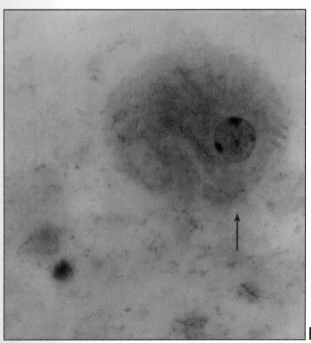

图7

图7　结肠内阿米巴滋养体
Entamoeba coli trophozoite
←—不均匀分布的核周染色质粒 irregularly
distributed peripheral chromatin granules
（铁苏木素染色 Iron hematoxylin stain 10×100）

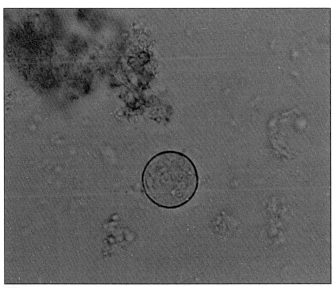

图8

图8　结肠内阿米巴包囊
Entamoeba coli cyst (1)
（生理盐水涂片 Direct saline smear 10×40）

图10　结肠内阿米巴包囊
Entamoeba coli cyst (3)
（铁苏木素染色 Iron hematoxylin stain 10×100）

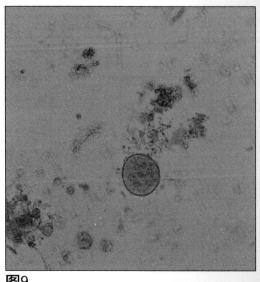

图9

图9　结肠内阿米巴包囊
Entamoeba coli cyst (2)
（碘染 Iodine stain 10×40）

图11　布氏嗜碘阿米巴包囊
Iodamoeba butschlii cyst (1)
←含有糖原泡 Containing glycogen vacuole
（铁苏木素染色 Iron hematoxylin stain 10×100）

图11

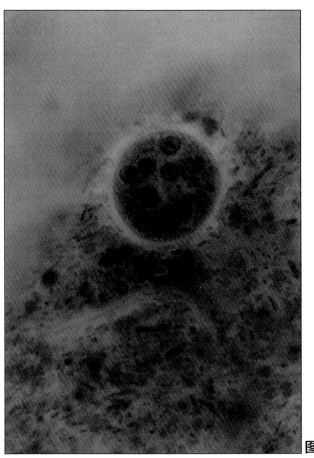

图10

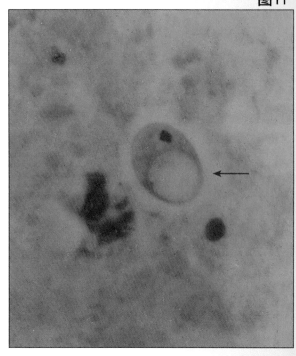

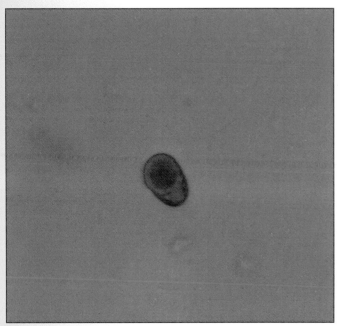

图12

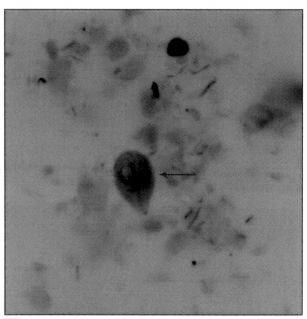

图13

图12 布氏嗜碘阿米巴包囊
Iodamoeba butschlii cyst (2)
（碘染 Iodine stain 10×40）

图13 蓝氏贾第鞭毛虫滋养体
Giardia lamblia trophozoite (1)
←梨形，两核 pyriform shape，two nuclei
（铁苏木素染色 Iron hematoxylin stain 10×100）

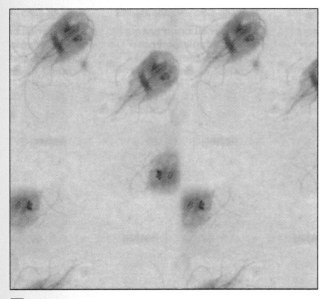

图14

图14 蓝氏贾第鞭毛虫滋养体
Giardia lamblia trophozoites (2)
（姬氏染色 Giemsa's stain 10×100）

图15 蓝氏贾第鞭毛虫滋养体
Giardia lamblia trophozoites (3)
（瑞氏染色 Wright's stain 10×100）

图15

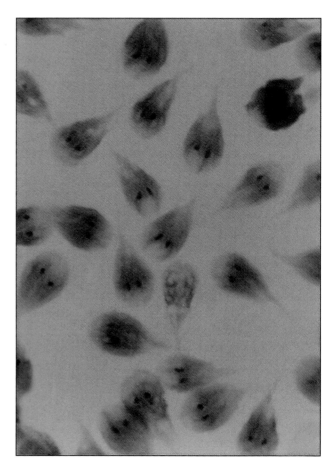

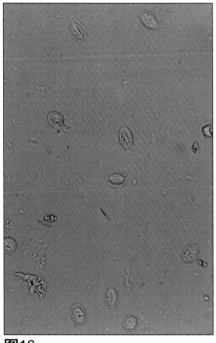

图16

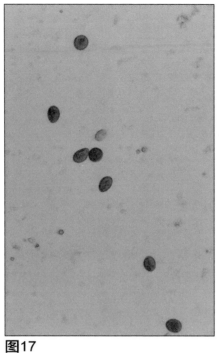

图17

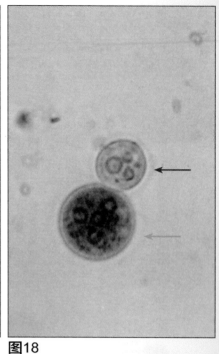

图18

图16　蓝氏贾第鞭毛虫包囊
Giardia lamblia cysts (1)
（生理盐水涂片 Direct saline
smear 10 × 40）

图17　蓝氏贾第鞭毛虫包囊
Giardia lamblia cysts (2)
（碘染 Iodine stain 10 × 40）

图18　溶组织内阿米巴包囊与结肠
内阿米巴包囊
Entamoeba histolytica cyst
and *Entamoeba coli* cyst
◄───溶组织内阿米巴包囊
Entamoeba histolytica cyst
◄───结肠内阿米巴包囊
Entamoeba coli cyst
（碘染 Iodine stain 10 × 40）

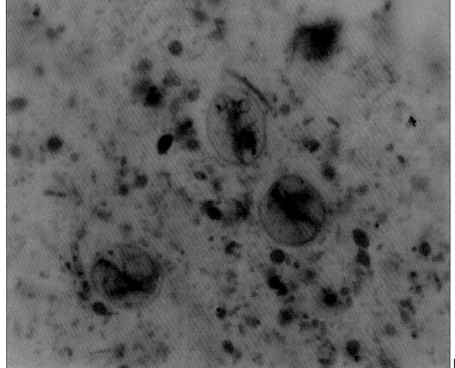

图19　蓝氏贾第鞭毛虫包囊
Giardia lamblia cysts (3)
（铁苏木素染色 Iron hema-
toxylin stain 10 × 100）

图19

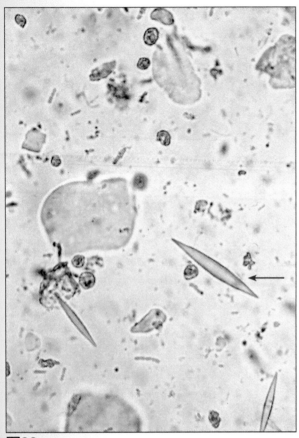

图20

图20　夏科-雷登氏结晶
Charcot-Leyden crystals
（自然色 Natural colour 10×100）

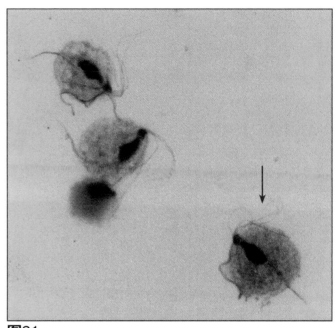

图21

图21　阴道毛滴虫
Trichomonas vaginalis (1)
（瑞氏和姬氏混和染色 Mixed wright's and
Giemsa's stain 10×100）

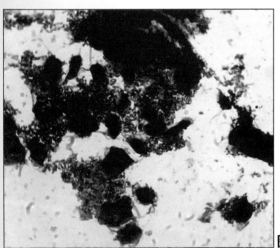

图22

图22　阴道毛滴虫
Trichomonas vaginalis (2)
（姬氏染色 Giemsa's stain 10×100）

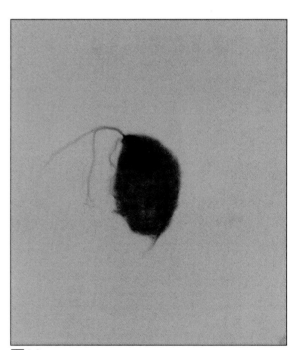

图23

图23　阴道毛滴虫
Trichomonas vaginalis (3)
（姬氏染色 Giemsa's stain 10×100）

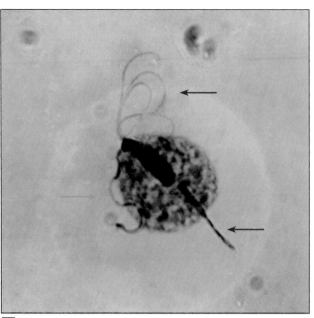

图24

图24 阴道毛滴虫
Trichomonas vaginalis (4)
◀──四根前鞭毛 four anterior flagella
◀──波动膜 undulating membrane
◀──轴柱 axostyle
（10×100）

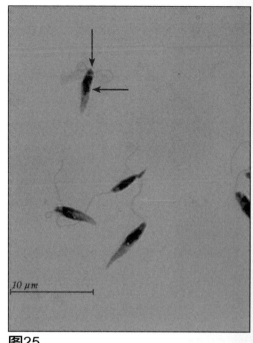

图25

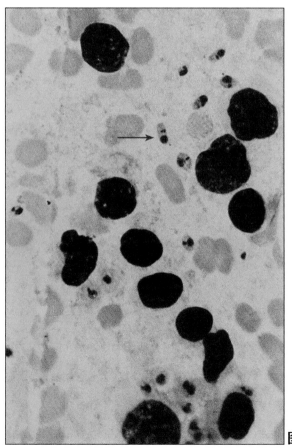

图26

图25 杜氏利什曼原虫无鞭毛体
Leishmania donovani amastigotes (1)
（姬氏染色 Giemsa's stain 10×100）

图26 杜氏利什曼原虫无鞭毛体
Leishmania donovani amastigotes (2)
（姬氏染色 Giemsa's stain 10×100）

图27 黑热病后皮肤利什曼疹
Post kala-azar dermal leishmaniasis

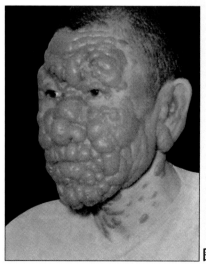

图27

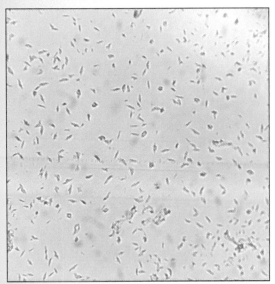

图28

图28　杜氏利什曼原虫前鞭毛体（人工培养）
Leishmania donovani promastigote in culture
（10×10）

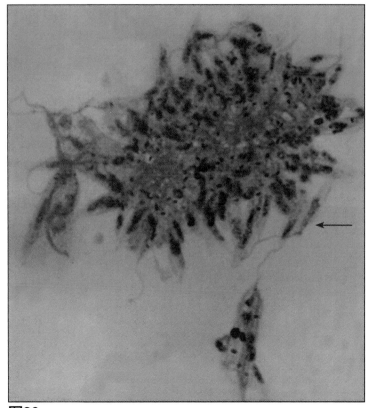

图29

图29　杜氏利什曼原虫前鞭毛体
Leishmania donovani promastigote
（姬氏染色 Giemsa's stain 10×100）

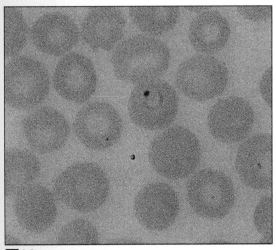

图30

图30　间日疟原虫环状体
Ring form of Plasmodium vivax
（姬氏染色 Giemsa's stain 10×100）

图31　间日疟原虫大滋养体
Trophozoite of Plasmodium vivax (1)
（姬氏染色 Giemsa's stain 10×100）

图31

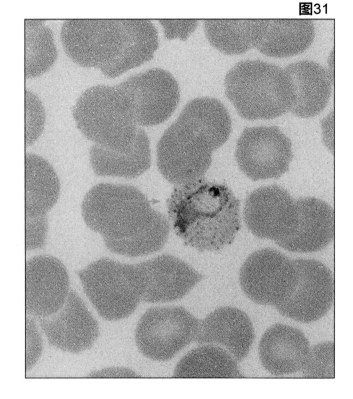

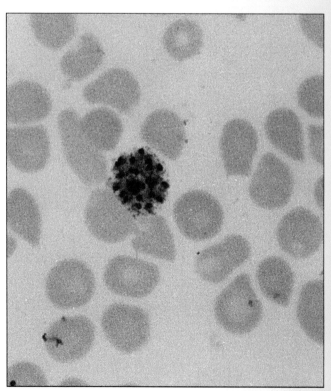

图33

图33　间日疟原虫未成熟裂殖体
Immature schizont of Plasmodium vivax
（姬氏染色 Giemsa's stain 10×100）

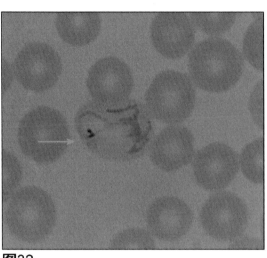

图32

图32　间日疟原虫大滋养体
Trophozoite of Plasmodium vivax (2)
（姬氏染色 Giemsa's stain 10×100）

图34　间日疟原虫成熟裂殖体
Mature schizont of Plasmodium vivax (1)
（姬氏染色 Giemsa's stain 10×100）

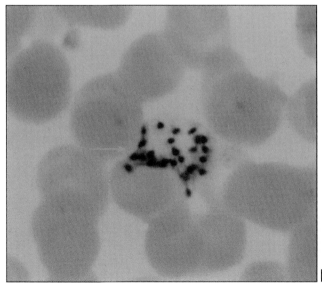

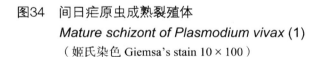

图35

图35　间日疟原虫成熟裂殖体
Mature schizont of Plasmodium vivax (2)
（姬氏染色 Giemsa's stain 10×100）

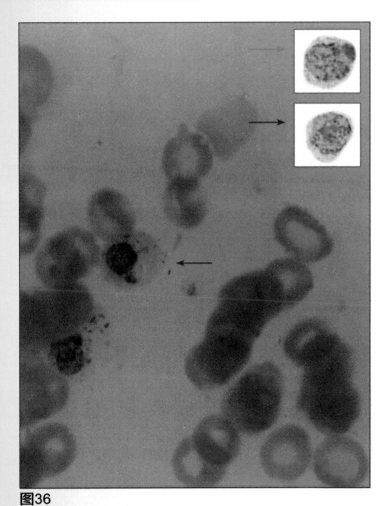

图36

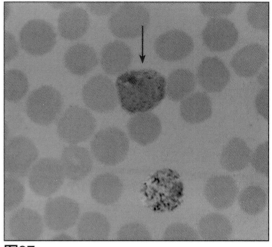

图37

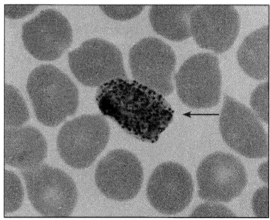

图38

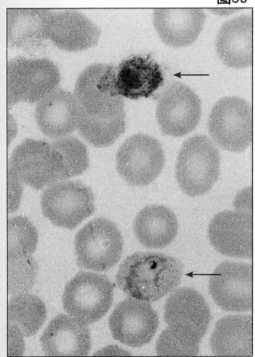

图39

图36　间日疟原虫雌配子体

Macrogametocyte of Plasmodium vivax (1)

←——雌配子体 Macrogametocyte

←——雄配子体 Microgametocyte

←——形成中的雌配子体 Developing macrogametocyte

（姬氏染色 Giemsa's stain 10×100）

图37　间日疟原虫雌配子体

Macrogametocyte of Plasmodium vivax (2)

（姬氏染色 Giemsa's stain 10×100）

图38　间日疟原虫雌配子体

Macrogametocyte of Plasmodium vivax (3)

（姬氏染色 Giemsa's stain 10×100）

图39　间日疟原虫雄配子体

Microgametocyte of Plasmodium vivax

←——雄配子体 Microgametocyte

←——间日疟原虫大滋养体 Trophozoite of Plasmodium vivax

（姬氏染色 Giemsa's stain 10×100）

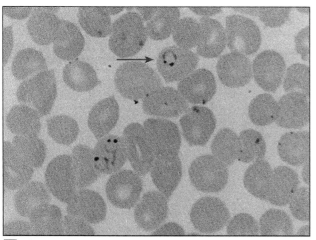

图40

图40　恶性疟原虫环状体

Ring forms of Plasmodium falciparum

（姬氏染色 Giemsa's stain 10×100）

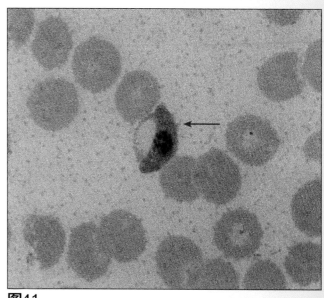

图41

图41　恶性疟原虫雄配子体

Microgametocyte of Plasmodium falciparum

（姬氏染色 Giemsa's stain 10×100）

图43

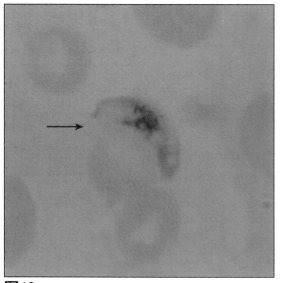

图42

图42　恶性疟原虫雌配子体

Macrogametocyte of Plasmodium falciparum

（姬氏染色 Giemsa's stain 10×100）

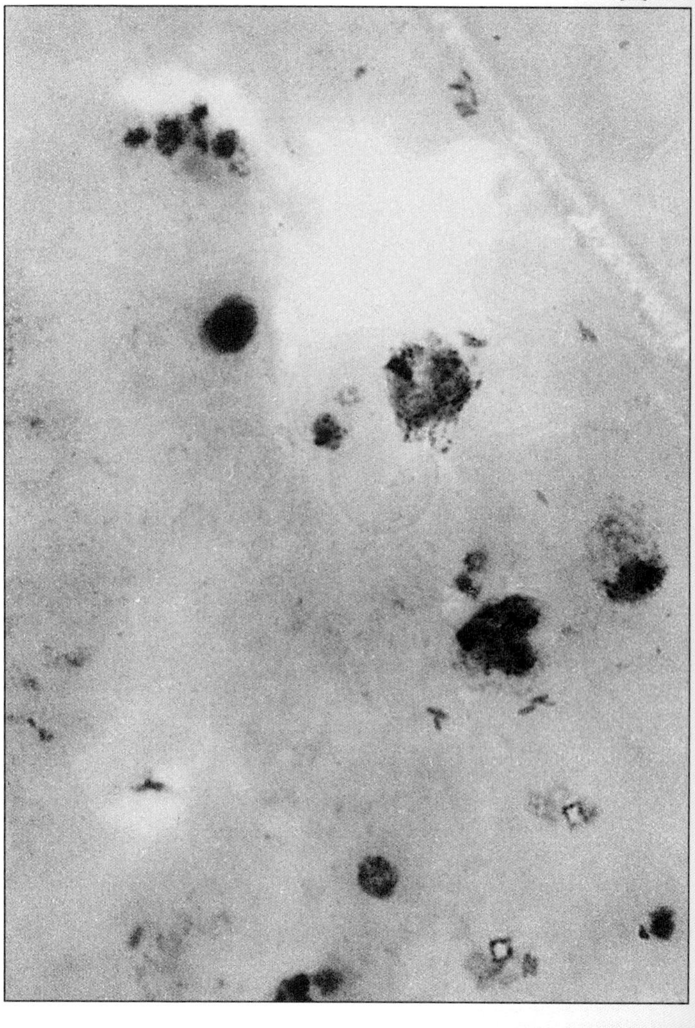

图43　间日疟原虫，厚血膜

Plasmodium vivax, thick blood film

（姬氏染色 Giemsa's stain 10×100）

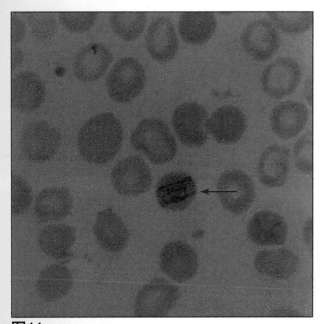

图44

图44　三日疟原虫
Plasmodium malariae
（姬氏染色 Giemsa's stain 10×100）

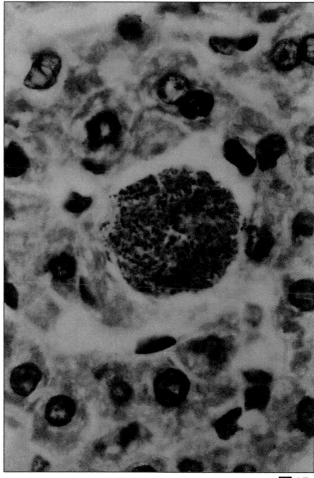

图45

图45　疟原虫红外期裂殖体
Exoerythrocytic schizont of *Plasmodium*
（姬氏染色 Giemsa's stain 10×100）

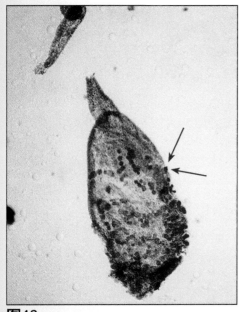

图46

图46　疟原虫卵囊
Oocysts of *Plasmodium*
（姬氏染色 Giemsa's stain 10×40）

图47　疟原虫子孢子
Sporozoites of *Plasmodium* (1)
（姬氏染色 Giemsa's stain 10×100）

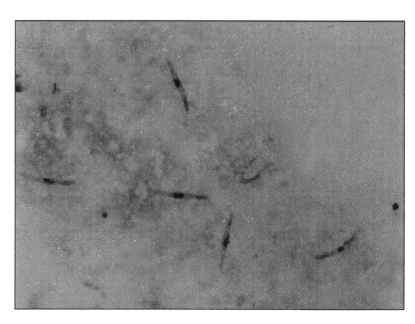

图47

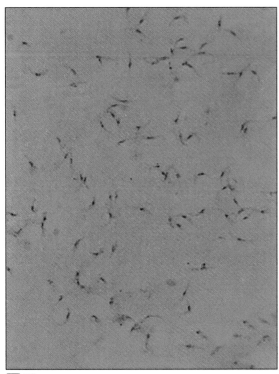

图48

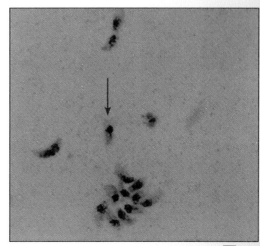

图49

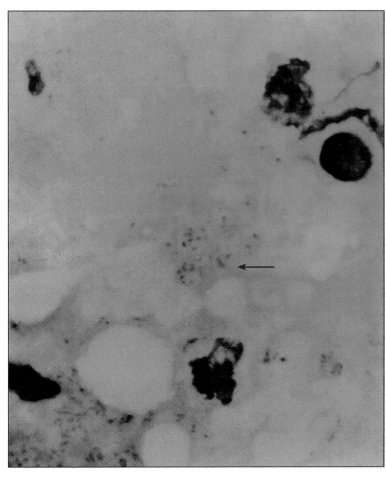

图51

图50

图48　疟原虫子孢子
　　　Sporozoites of *Plasmodium* (2)
　　　（姬氏染色 Giemsa's stain 10×100）

图49　刚地弓形虫滋养体
　　　Trophozoites of *Toxoplasma gondii* (1)
　　　（姬氏染色 Giemsa's stain 10×100）

图50　刚地弓形虫滋养体
　　　Trophozoites of *Toxoplasma gondii* (2)
　　　（姬氏染色 Giemsa's stain 10×100）

图51　卡氏肺孢子虫
　　　Pneumocystis carinii
　　　（姬氏染色 Giemsa's stain 10×100）

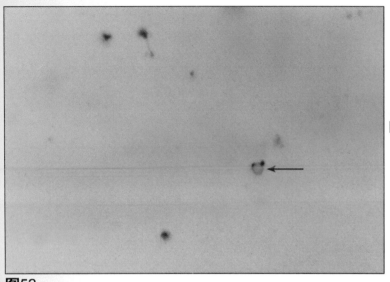

图52

图52 隐孢子虫卵囊
Oocyst of *Cryptosporidium*
（改良抗酸染色 Modified acid-fast stain
10×100）

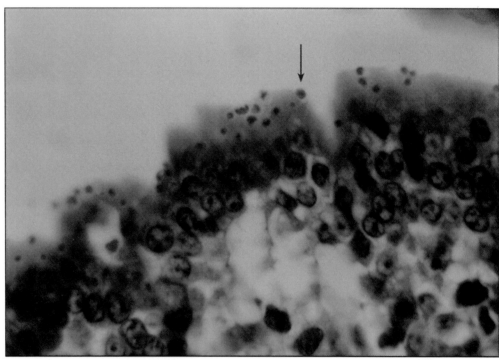

图53

图53 隐孢子虫病肠切片
Section of bowel tissue of cryptosporidiosis
←隐孢子虫 Cryptosporidium
（苏木素和伊红染色 Hematoxylin and eosin stain
10×40）

图54

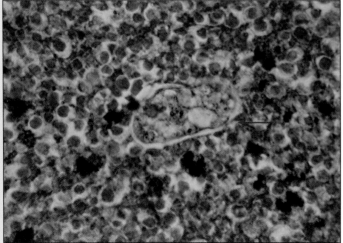

图54 阿米巴肝脓肿切片
Section of amebic liver abscess
←溶组织内阿米巴滋养体 *Entamoeba histolytica* trophozoite
（苏木素和伊红染色 Hematoxylin and eosin stain
10×40）

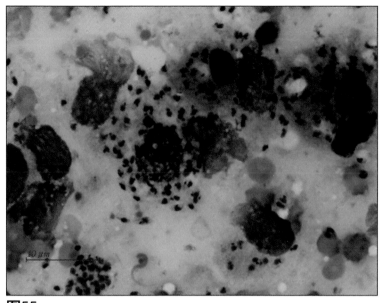

图55

图55　弓形虫速殖子
Tachyzoite of *Toxoplasma gondii* (1)

图56　弓形虫假包囊
Pseudocyst of *Toxoplasma gondii*

图57　弓形虫速殖子
Tachyzoite of *Toxoplasma gondii* (2)

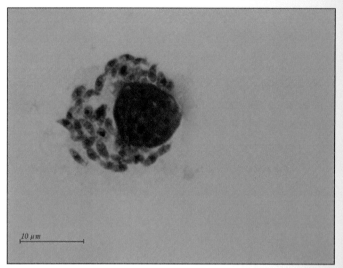

图56

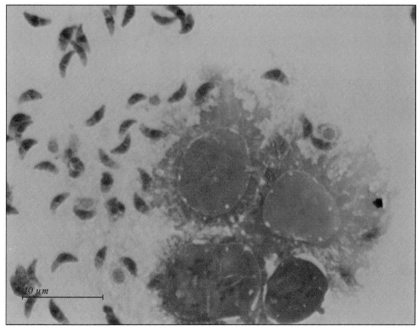

图57

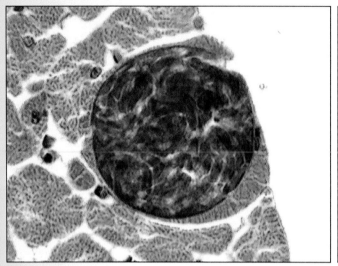

图58

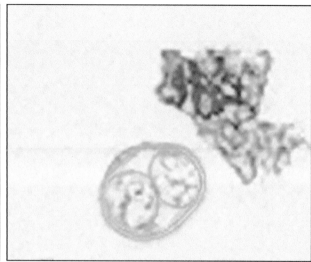

图59

图58 弓形虫包囊
Cyst of *Toxoplasma gondii*

图59 弓形虫卵囊
Oocyst of *Toxoplasma gondii*

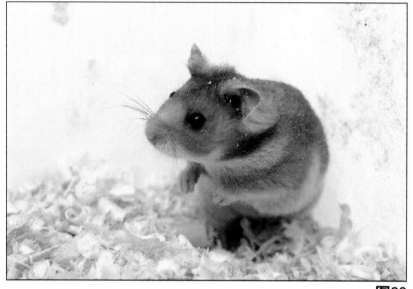

图60

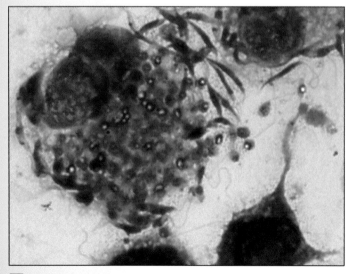

图61

图60 豚鼠（利什曼原虫感染动物）
Cavia porcellus

图61 感染巨噬细胞的利什曼原虫无鞭毛体
Amastigate of *Leishimania donovani*
in macrophage

第二章 蠕虫 Helminths

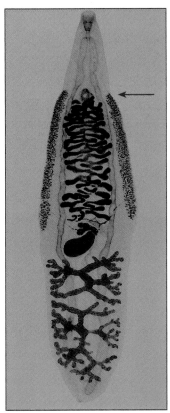

图62

图62　华支睾吸虫成虫
Adult of *Clonorchis sinensis*
←—腹吸盘 Ventral sucker
（卡红染色 Camine stain
6.3×4）

图63　布氏姜片虫成虫
Adult of *Fasciolopsis buski*
←—腹吸盘 Ventral sucker
（卡红染色 Camine stain
6.3×0.63）

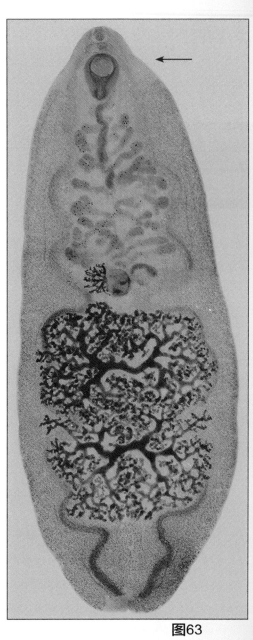

图63

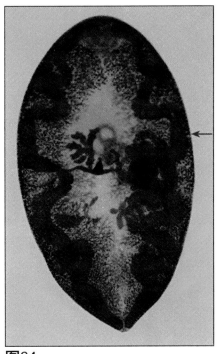

图64

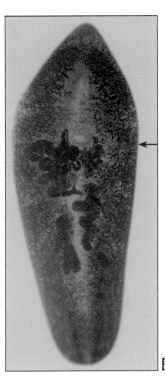

图65

图64　卫氏并殖吸虫成虫
Adult of *Paragonimus westermani*
←—腹吸盘 Ventral sucker
（卡红染色 Camine stain 6.3×2）

图65　斯氏狸殖吸虫成虫
Adult of *Paragonimus skrjabini* (1)
←—腹吸盘 Ventral sucker
（卡红和快绿染色 Camine and fast green
stain 6.3×2）

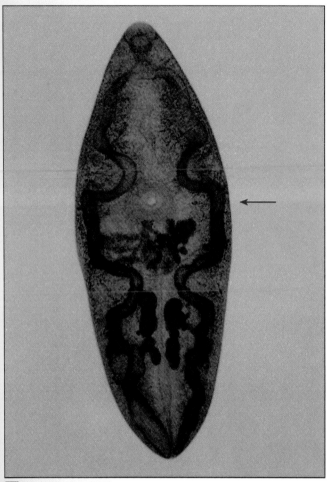

图66

图66　斯氏狸殖吸虫成虫
Adult of *Paragomus skrjabini* (2)
←腹吸盘 Ventral sucker
（卡红染色 Camine stain 6.3×2）

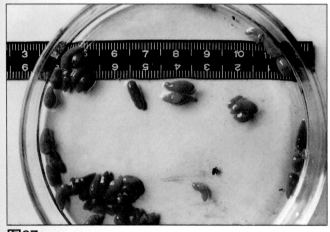

图67

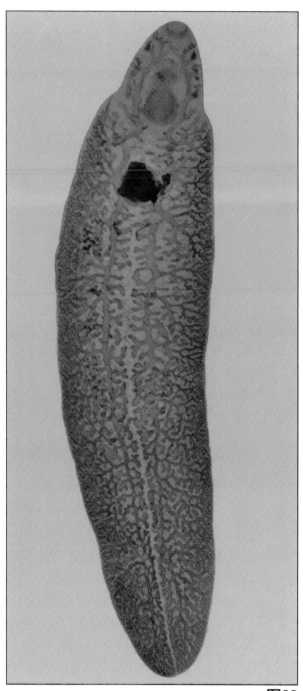

图68

图67　斯氏狸殖吸虫成虫（活体）
Adults of *Paragomus skrjabini* (living
specimen)
（自然色 Natural colour 1×1）

图68　肝片形吸虫
Adult of *Fasciola hepatica*
（卡红染色 Camine stain 6.3×2）

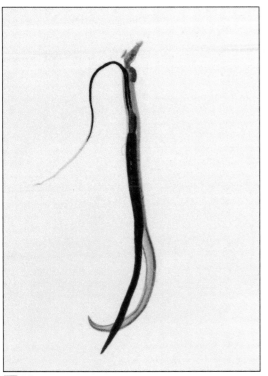

图69

图69 日本血吸虫，雌虫与雄虫的合抱状态
Schistosoma japonicum, male and
female in copula
（卡红染色 Camine stain 6.3 × 1.6）

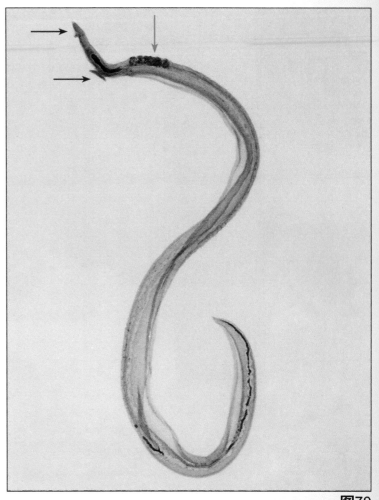

图70

图70 日本血吸虫雄虫
Male worm of Schistosoma japonicum
←——睾丸 Test
←——腹吸盘 Ventral sucker
←——口吸盘 Oral sucker
（卡红染色 Camine stain 6.3 × 4）

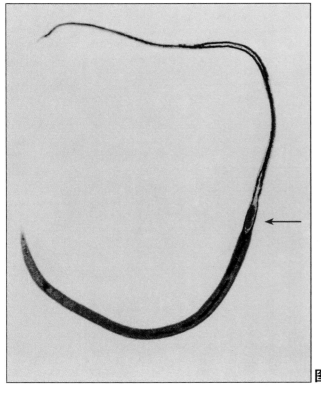

图71

图71 日本血吸虫雌虫
Female worm of Schistosoma japonicum
←——卵巢 Ovary
（卡红染色 Camine stain 6.3 × 1.6）

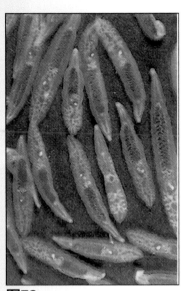

图72

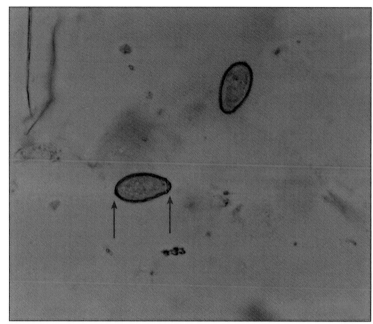

图73

图73　华支睾吸虫卵

Eggs of *Clonorchis sinensis*

◄——疣状突起 The knob

◄——卵盖、肩峰 Operculum, shoulders

（自然色 Natural colour 10 × 40）

图72　华支睾吸虫成虫

Adults of *Clonorchis sinensis*

（自然色 Natural colour 1 × 1）

图74　布氏姜片虫卵

Egg of *Fasciolopsis buski* (1)

（自然色 Natural colour 10 × 40）

图75　布氏姜片虫卵

Egg of *Fasciolopsis buski* (2)

◄——卵盖 Operculum

（自然色 Natural colour 10 × 40）

图75

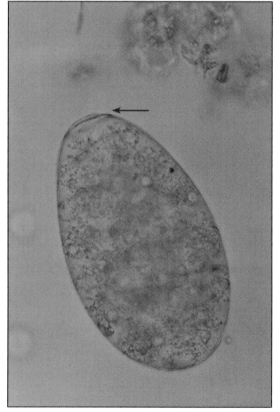

图74

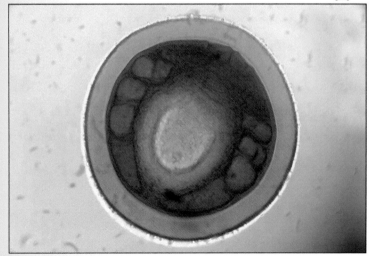

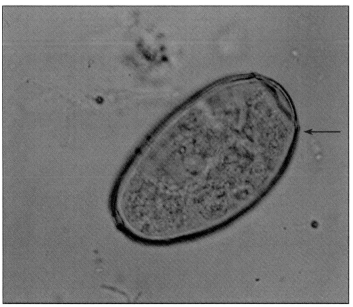

图76

图76　肺吸虫卵
Egg of Paragonimus
金黄色 Golden
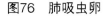卵盖明显在宽端 A prominent operculum at the broad end
（自然色 Natural colour 10×40）

图78　华支睾吸虫囊蚴（活体）
Encysted metacercaria of Clonorchis sinensis (living specimen) (1)
（自然色 Natural colour 10×4）

图79　华支睾吸虫囊蚴（活体）
Encysted metacercariae of Clonorchis sinensis (living specimen) (2)
（自然色 Natural colour 10×20）

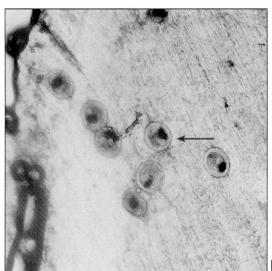

图78

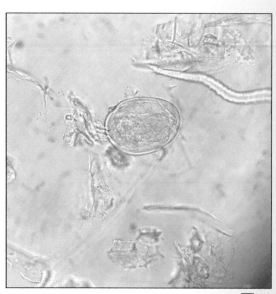

图77

图77　日本血吸虫卵
Egg of Schistosoma japonicum
侧棘 Lateral spine
（自然色 Natural colour 10×40）

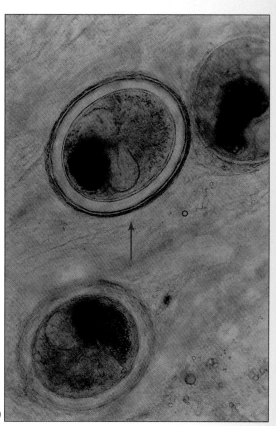

图79

21

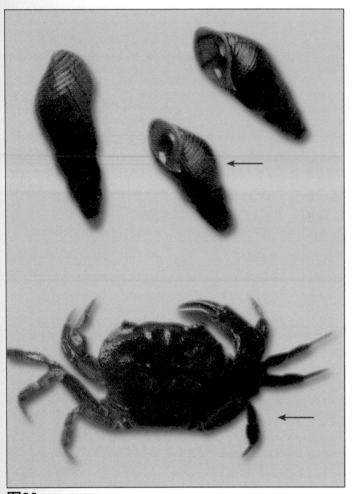

图80

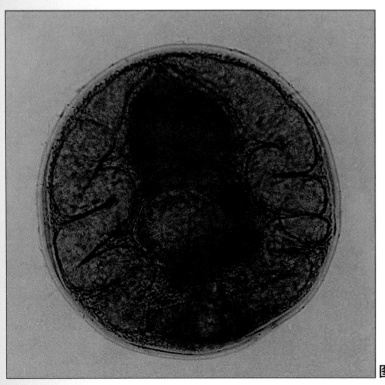

图82

图80　并殖吸虫中间宿主
　　　Intermediate host of Paragonimus
　　　←——川卷螺 Mallaniid snails
　　　←——溪蟹 Potamon sp.(crab)
　　　（自然色 Natural colour 1×1）

图81　斯氏狸殖吸虫囊蚴（活体）
　　　Encysted metacercaria of
　　　Paragonimus skrjabini (living
　　　specimen)
　　　（自然色 Natural colour 10×10）

图82　斯氏狸殖吸虫囊蚴
　　　Encysted metacercaria of
　　　Paragonimus skrjabini
　　　（卡红染色 Camine stain 10×40）

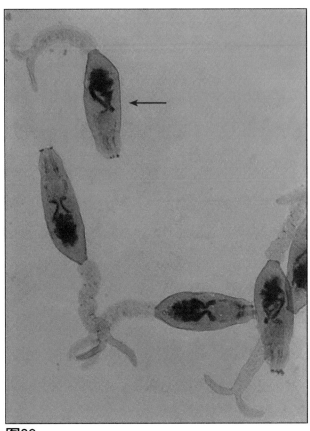

图83

图83　日本血吸虫尾蚴

Cercariae of *Schistosoma japonicum* (1)

（席氏染色 Schiff stain 10×40）

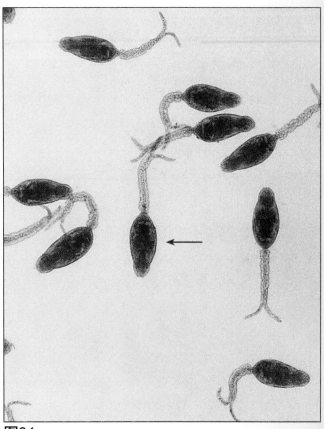

图84　图84　日本血吸虫尾蚴

Cercariae of *Schistosoma japonicum* (2)

（卡红染色 Camine stain 10×40）

图85

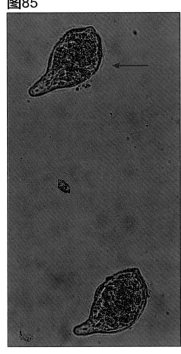

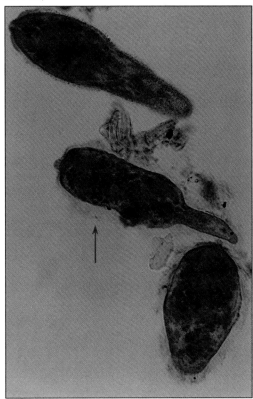

图85　日本血吸虫毛蚴
Miracidia of *Schistosoma japonicum* (1)
（自然色 Natural colour 10×40）

图86　日本血吸虫毛蚴
Miracidia of *Schistosoma japonicum* (2)
（卡红染色 Camine stain 10×40）

图86

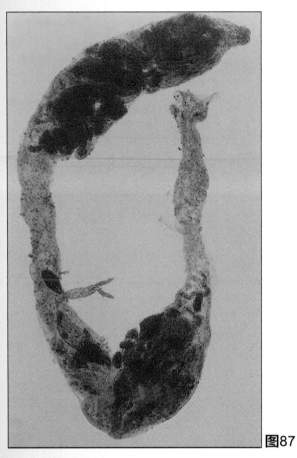

图87

图87　日本血吸虫子胞蚴
Second-generation sporocyst of
Schistosoma japonicum
（卡红染色 Camine stain 10×4）

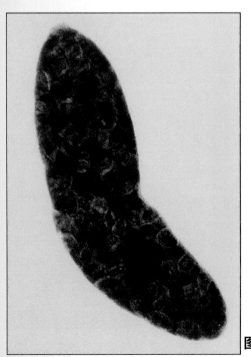

图89

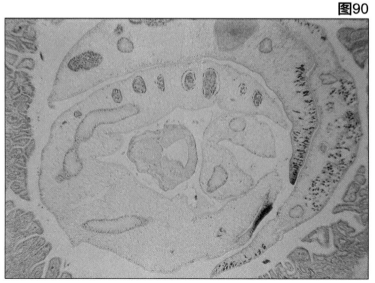

图88

图88　斯氏狸殖吸虫尾蚴
Cercaria of Paragonimus skrjabini
（卡红染色 Camine stain 10×40）

图89　斯氏狸殖吸虫雷蚴
Redia of Paragonimus skrjabini
（卡红染色 Camine stain 10×4）

图90　华支睾吸虫成虫寄生于肝胆管切片
Section of adults of Clonorchis
sinensis in liver bile duct
（苏木素和伊红染色 Hematoxylin and
eosin stain 10×4）

图90

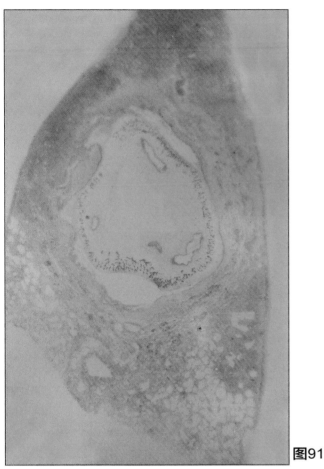

图91

图91 肺吸虫寄生的肺组织切片
Section of adult of Paragonimus in lung tissue
（苏木素和伊红染色 Hematoxylin and eosin stain
10×4）

图93 牛带绦虫成虫
Adults of *Taenia saginata* (1)

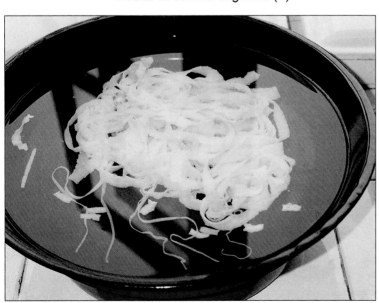

图93

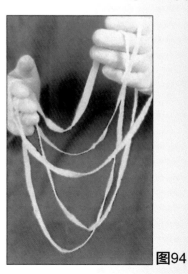

图92

图92 肝组织内的日本血吸虫虫卵肉芽肿切片
Section of eggs granuloma of
Schistosoma japonicum in liver tissue
（苏木素和伊红染色 Hematoxylin and eosin
stain 10×4）

图94 牛带绦虫成虫
Adult of *Taenia saginata* (2)

图94

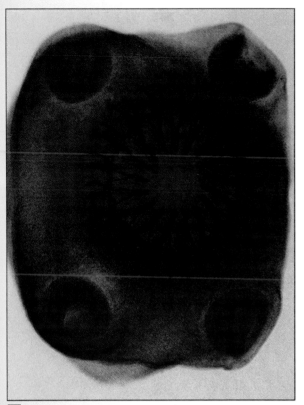

图95

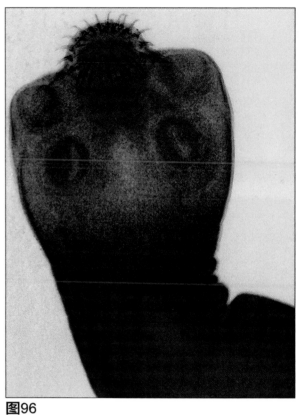

图96

图95　猪带绦虫头节
Scolex of *Taenia solium* (1)
（卡红染色 Camine stain 10×10）

图96　猪带绦虫头节
Scolex of *Taenia solium* (2)
（卡红染色 Camine stain 10×10）

图97　猪带绦虫头节
Scolex of *Taenia solium* (3)
（卡红染色 Camine stain 10×10）

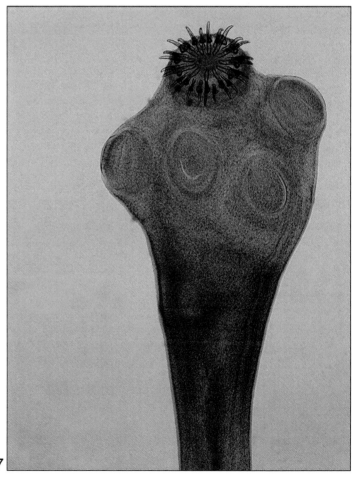

图97

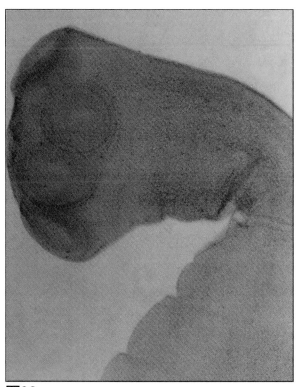

图98

图98 牛带绦虫头节
Scolex of *Taenia saginata* (1)
（卡红染色 Camine stain 10×10）

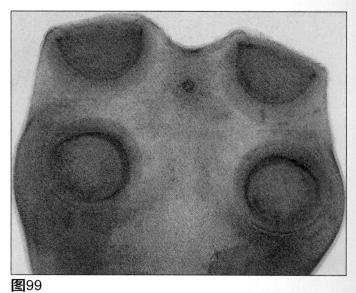

图99

图99 牛带绦虫头节
Scolex of *Taenia saginata* (2)
（卡红染色 Camine stain 10×10）

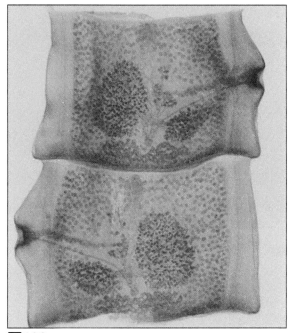

图100

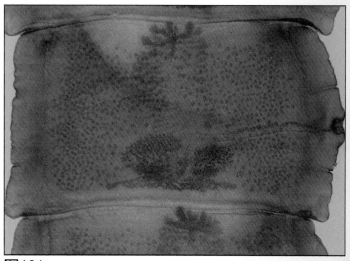

图101

图100 猪带绦虫成节
Mature proglottids of *Taenia solium*
（卡红染色 Camine stain 6.3×2.5）

图101 牛带绦虫成节
Mature proglottid of *Taenia saginata*
（卡红染色 Camine stain 6.3×2.5）

27

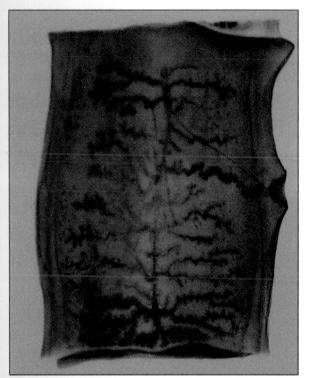

图102

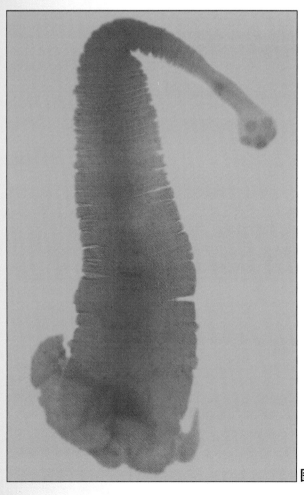

图104

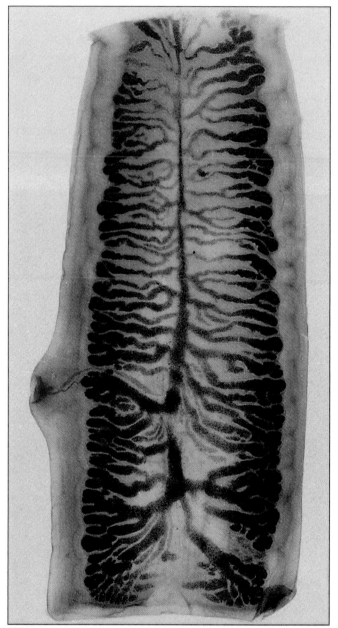

图103

图102　猪带绦虫孕节

Gravid proglottid of *Taenia solium*

（卡红染色 Camine stain 6.3×1.6）

图103　牛带绦虫孕节

Gravid proglottid of *Taenia saginata*

（墨汁和卡红染色 Ink and camine stain 6.3×0.63）

图104　猪囊尾蚴

Cysticercus cellulosae

（卡红染色 Camine stain 6.3×1.6）

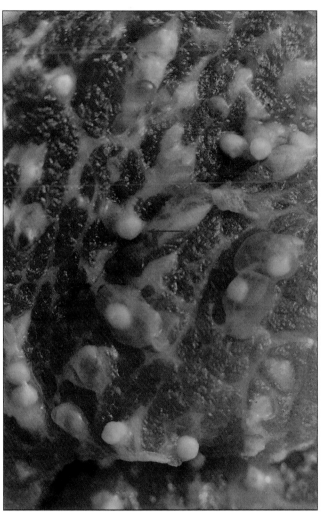

图105

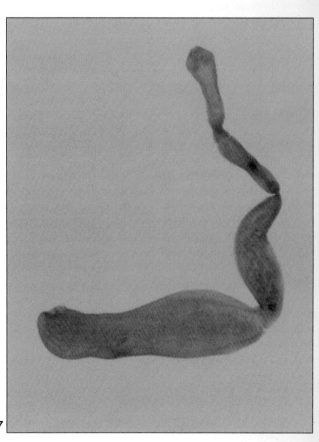

图106

图107

图105　猪囊尾蚴寄生的猪肉
Pig muscle infected with *Cysticercus cellulosae*
猪囊尾蚴 Cysticercus cellulosae
（自然色 Natural colour 1 × 1）

图106　带绦虫卵
Eggs of Taenia
（自然色 Natural colour 10 × 40）

图107　细粒棘球绦虫成虫
Adult of *Echinococcus granulosus*
（卡红染色 Camine stain 6.3 × 4）

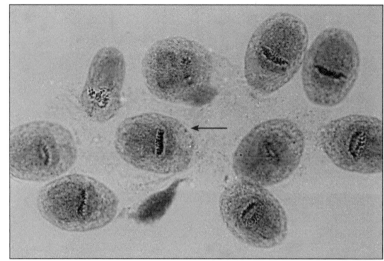

图109

图108　细粒棘球绦虫头节
Scolex of *Echinococcus granulosus*
（卡红染色 Camine stain 10×20）

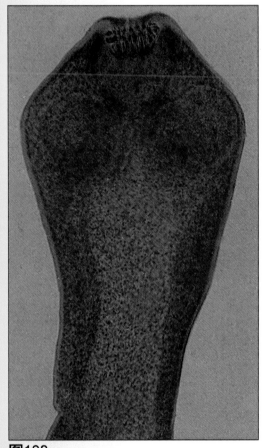

图108

图109　细粒棘球绦虫棘球蚴砂
Hydatid sand of *Echinococcus granulosus*
←原头节 Protoscolex
（卡红染色 Camine stain 10×10）

图110　细粒棘球绦虫棘球蚴切片
Section of hydatid cyst of *Echinococcus granulosus* (1)
←生发囊 Brood capsule
（苏木素和伊红染色 Hematoxylin and eosin stain 10×10）

图111　细粒棘球绦虫棘球蚴切片
Section of hydatid cyst of *Echinococcus granulosus* (2)
（苏木素和伊红染色 Hematoxylin and eosin stain 10×10）

图110

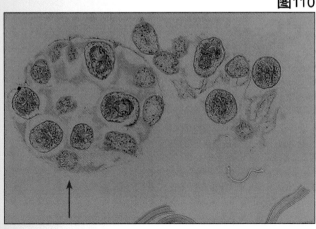

图111

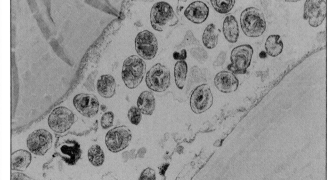

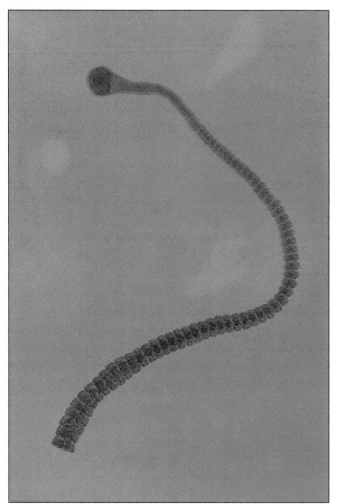

图112

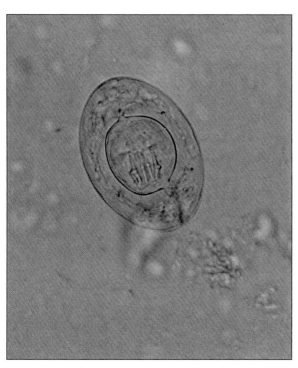

图114

图113

图112　微小膜壳绦虫成虫
　　　　Adult of *Hymenolepsis nana*
　　　　（卡红染色 Camine stain 6.3×0.63）

图113　微小膜壳绦虫头节
　　　　Scolex of *Hymenolepsis nana*
　　　　（卡红染色 Camine stain 10×10）

图114　微小膜壳绦虫卵
　　　　Egg of *Hymenolepsis nana*
　　　　（自然色 Natural colour 10×40）

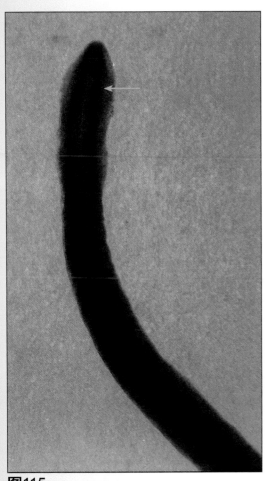

图115

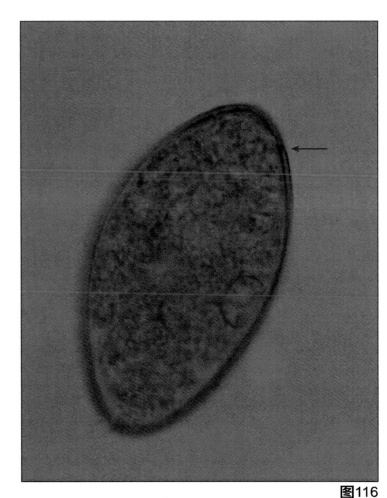

图116

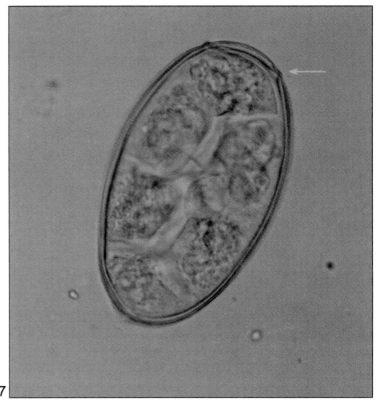

图117

图115 曼氏迭宫绦虫头节
Scolex of *Spirometra mansoni*
←——吸槽 Bothrium
（考马斯亮蓝染色 Coomassie brilli-
ant blue stain 10×10）

图116 曼氏迭宫绦虫卵
Egg of *Spirometra mansoni*
浅灰褐色 Light gray-brown
←——卵盖在小端 Operculum at the
narrow end
（自然色 Natural colour 10×40）

图117 肺吸虫卵
Egg of *Paragonimus*
金黄色 golden
←——卵盖明显在宽端 A prominent
operculum at the broad end
（自然色 Natural colour 10×40）

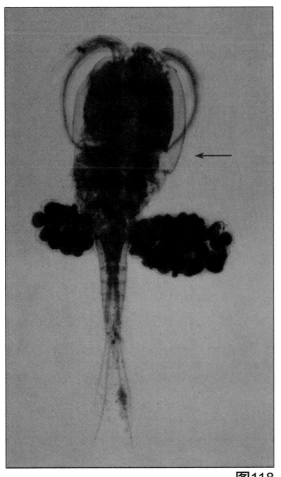

图118

图118　剑水蚤
Cyclops coronatus
◀——曼氏迭宫绦虫第一中间宿主 The first intermediate host of Spirometra mansoni
（卡红染色 Camine stain 10×4）

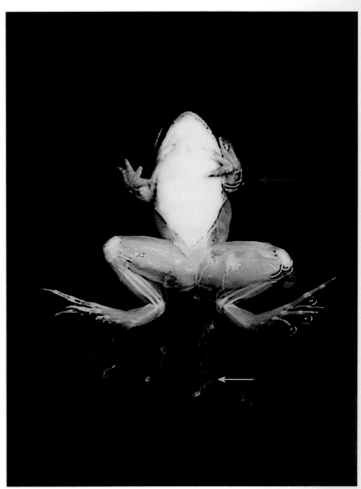

图119

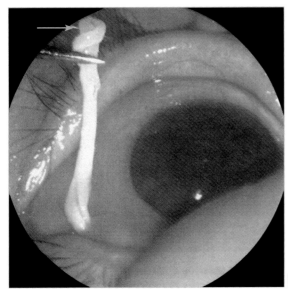

图120

图119　曼氏迭宫绦虫裂头蚴寄生于蛙（活体）
Plerocercoids of *Spirometra mansoni* in frog (living specimen)
◀——曼氏迭宫绦虫第二中间宿主 The second intermediate host of Spirometra mansoni
◀——曼氏裂头蚴 Plerocercoid of Spirometra mansoni

图120　眼裂头蚴病
Sparganosis of eye
◀——曼氏迭宫绦虫裂头蚴寄生于眼结膜
Plerocercoid of Spirometra mansoni in the eye conjunctival site

33

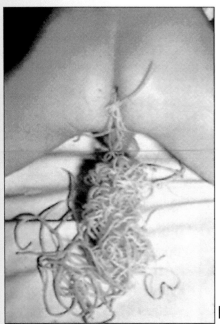

图121

图121 儿童似蚓蛔线虫（蛔虫）重度感染
Massive *Ascaris lumbricoides*
infection in a child

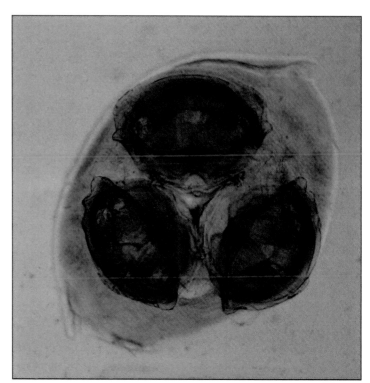

图122

图122 蛔虫唇瓣
Lips of adult *Ascaris lumbricoides*
（卡红染色 Camine stain 10×10）

图124 蛔虫受精卵
Fertilized egg of *Ascaris lumbricoides*
（自然色 Natural colour 10×40）

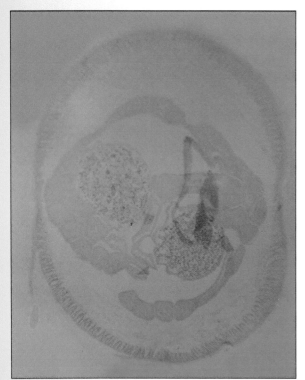

图123

图123 蛔虫横切面
Transversely dissected worm of
Ascaris lumbricoides
（苏木素和伊红染色 Hematoxylin and
eosin stain 10×4）

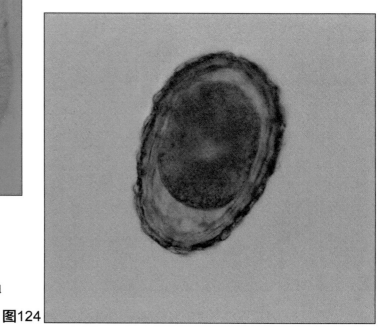

图124

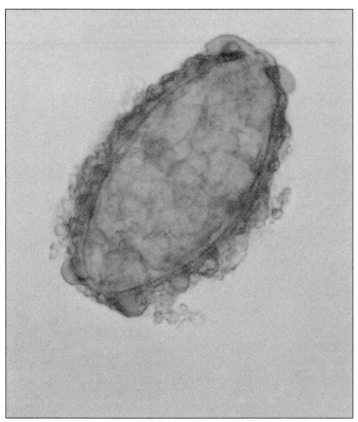

图125

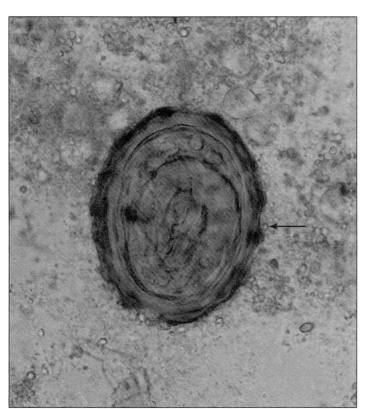

图126

图125　蛔虫未受精卵
Unfertilized egg of *Ascaris lumbricoides*
（自然色 Natural colour
10×40）

图126　蛔虫感染期卵
Infective egg of *Ascaris lumbricoides*
←含蚴卵 Contains a larva
（自然色 Natural colour
10×40）

图127　蛔虫脱蛋白膜卵
Decorticated eggs of *Ascaris lumbricoides*
←无外层蛋白膜 The external mammillated layer is absent.
（自然色 Natural colour
10×40）

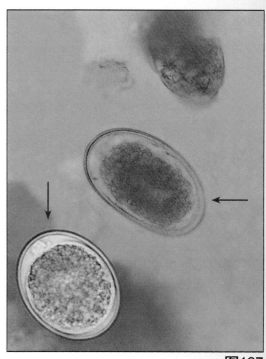

图127

35

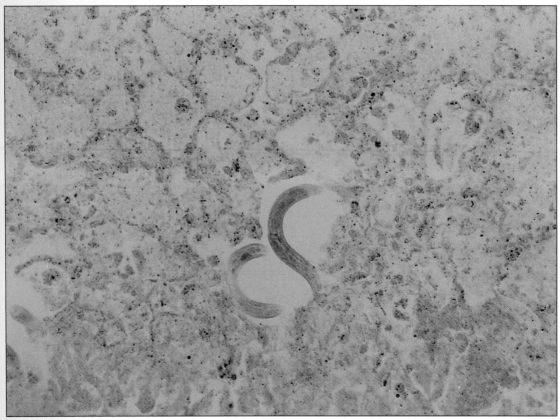

图128

图129

图128 肺泡组织中的蛔虫幼虫
Larva of *Ascaris lumbricoides* in the alveolar tissues of lung
（苏木素和伊红染色 Hematoxylin and eosin stain 10×4）

图129 毛首鞭形线虫（鞭虫）成虫
Adults of *Trichuris trichiura*

图130 鞭虫雄虫
Male worm of *Trichuris trichiura*
（卡红染色 Camine stain 6.3×1.6）

图130

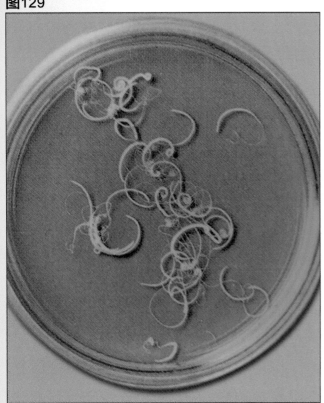

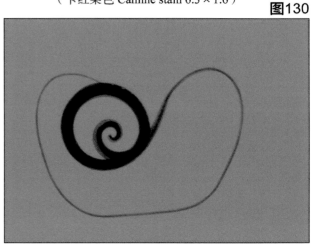

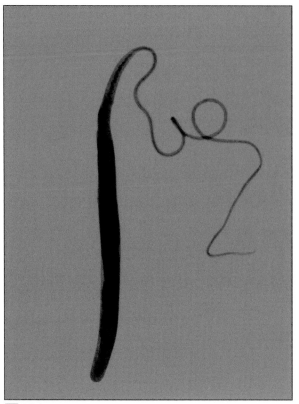

图131

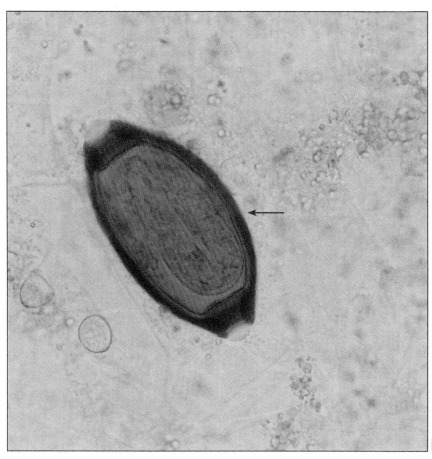

图132

图133

图131 鞭虫雌虫
Female worm of *Trichuris trichiura*
（卡红染色 Camine stain
6.3×1.6）

图132 鞭虫卵
Egg of *Trichuris trichiura* (1)
←—极塞 Polar plugs
（自然色 Natural colour
10×40）

图133 鞭虫卵
Egg of *Trichuris trichiura* (2)
←—含蚴卵 Contains a larva
（自然色 Natural colour
10×40）

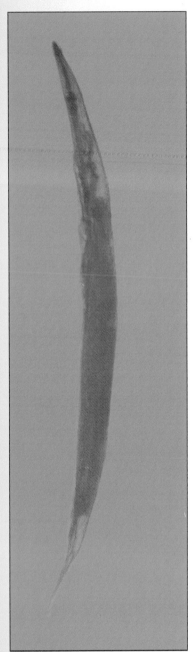

图134

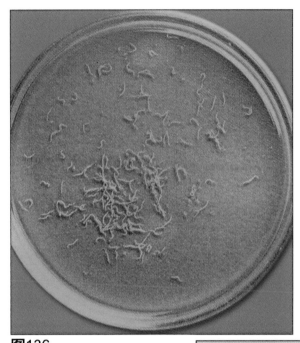

图136

图136　蛲虫成虫
Adults of *Enterobius vermicularis*

图137　蛲虫头翼、咽管球
Cephalic alae and pharyngeal bulb of *Enterobius vermicularis*
←——头翼 Cephalic alae
←——咽管球 Pharyngeal bulb
（卡红染色 Camine stain 10×10）

图134　蠕形住肠线虫（蛲虫）雌虫
Female worm of *Enterobius vermicularis*
（卡红染色 Camine stain 6.3×2.5）

图135　蛲虫雄虫
Male worm of *Enterobius vermicularis*
（卡红染色 Camine stain 6.3×2.5）

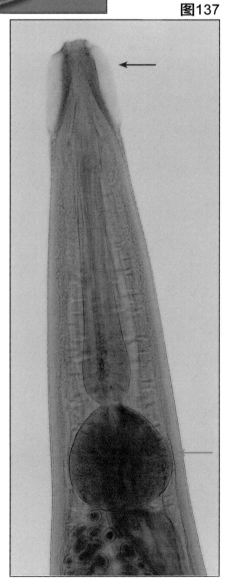

图137

图135

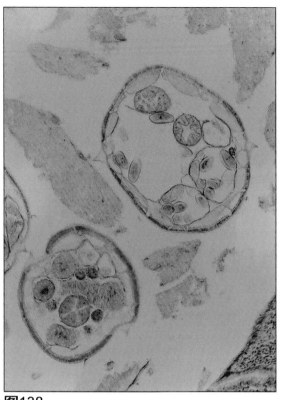

图138

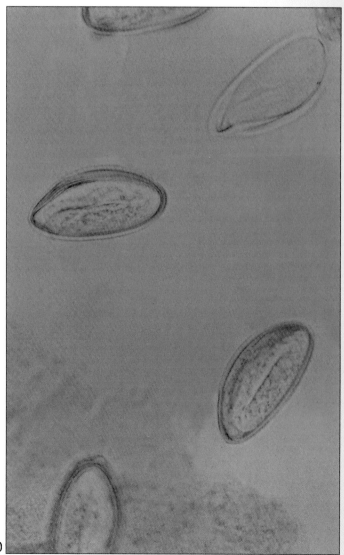

图139

图140

图138 蛲虫横切面
Transversely dissected worms of
Enterobius vermicularis
（苏木素和伊红染色 Hematoxylin and
eosin stain 10 × 10）

图139 蛲虫卵
Egg of *Enterobius vermicularis* (1)
（自然色 Natural colour 10 × 40）

图140 蛲虫卵
Eggs of *Enterobius vermicularis* (2)
（自然色 Natural colour 10 × 40）

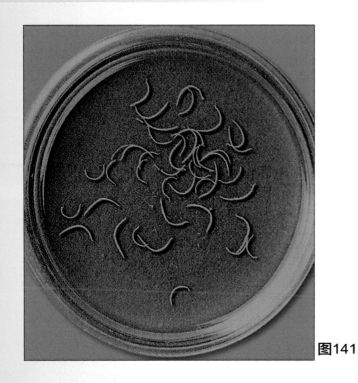

图141

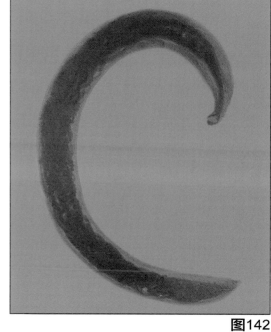

图142

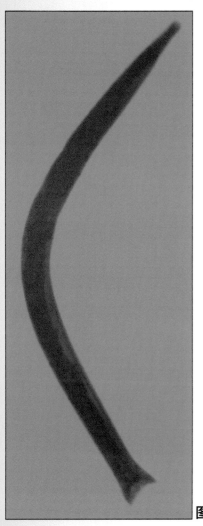

图143

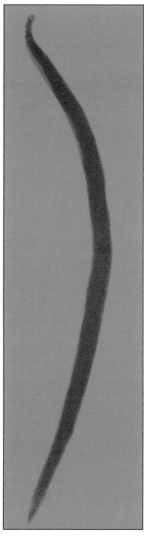

图144

图141　钩虫成虫
Adults of hook worm

图142　十二指肠钩虫雌虫
Female worm of *Ancylostoma duodenale*
（卡红染色 Camine stain 6.3×2.5）

图143　十二指肠钩虫雄虫
Male worm of *Ancylostoma duodenale*
（卡红染色 Camine stain 6.3×2.5）

图144　美洲钩虫雌虫
Female worm of *Necater americanus*
（卡红染色 Camine stain 6.3×2.5）

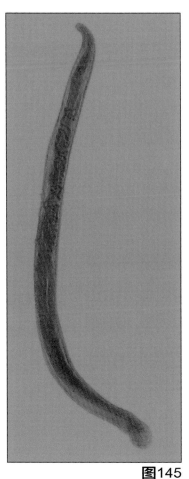

图145

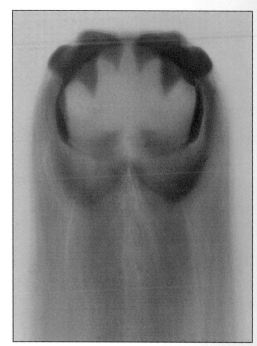

图146

图147

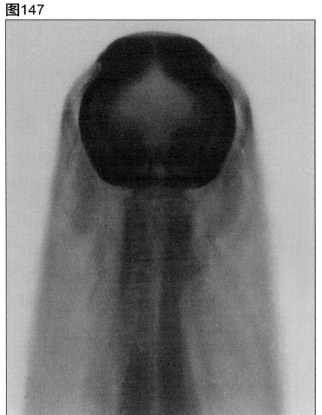

图148

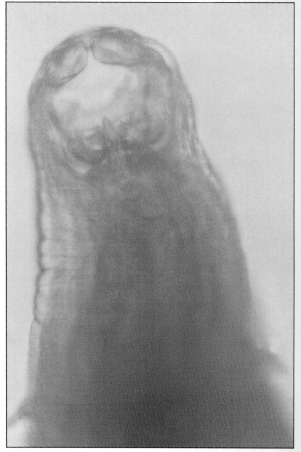

图145 美洲钩虫雄虫
Male worm of *Necater americanus*
（卡红染色 Camine stain 6.3×2.5）

图146 十二指肠钩虫口囊
Buccal capsule of *Ancylostoma duodenal*
（卡红染色 Camine stain 10×40）

图147 美洲钩虫口囊
Buccal capsule of *Necater americanus* (1)
（卡红染色 Camine stain 10×40）

图148 美洲钩虫口囊
Buccal capsule of *Necater americanus* (2)
（自然色 Natural colour 10×40）

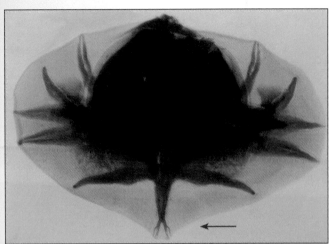

图149

图149　十二指肠钩虫交合伞
Copulatory bursa of *Ancylostoma duodenale*
←——背辐肋 Dorsal ray
（卡红和快绿染色 Camine and fast green stain
10×10）

图150　美洲钩虫交合伞
Copulatory bursa of *Necater americanus*
←——背辐肋 Dorsal ray
（卡红和快绿染色 Camine and fast green stain
10×10）

图150

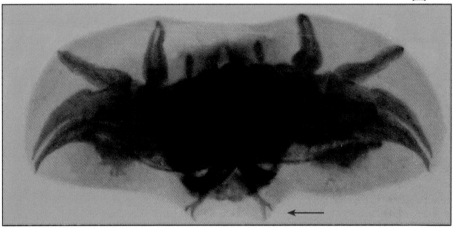

图151

图151　美洲钩虫交合刺
Copulatory spicules of *Necater americanus* (1)
（10×10）

图152　美洲钩虫交合刺
Copulatory spicules of Necater americanus (2)
（卡红和快绿染色 Camine and fast green stain 10×10）

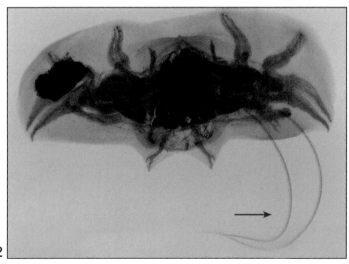

图152

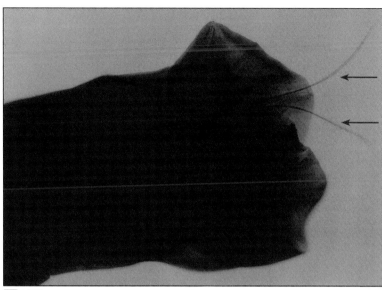

图153

图153 十二指肠钩虫交合刺
Copulatory spicules of
Ancylostoma duodenale
（卡红染色 Camine stain 10×10）

图155 钩虫卵
Egg of hook worm (1)
（自然色 Natural colour 10×40）

图156 钩虫卵
Egg of hook worm (2)
（自然色 Natural colour 10×40）

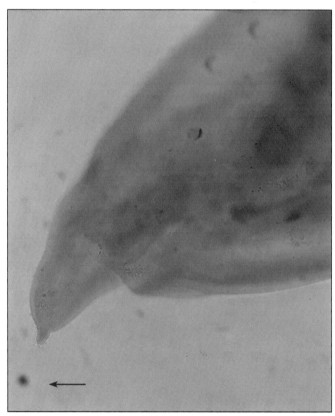

图154

图154 十二指肠钩虫尾刺
Caudal sting of *Ancylostoma
duodenale*
（卡红染色 Camine stain 10×10）

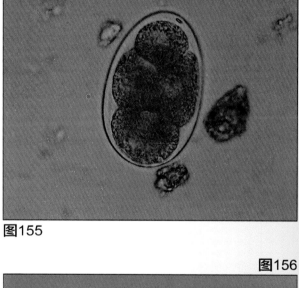

图155

图156

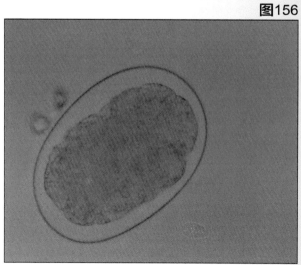

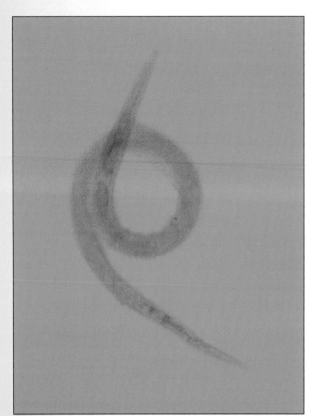

图157

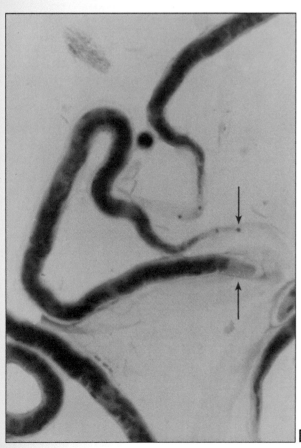

图159

图158

图157　钩虫丝状蚴（感染期幼虫）
Filariform larva (the infective-stage larva)of hook worm
（自然色 Natural colour 10×10）

图158　马来微丝蚴
Microfilariae of *Brugia malayi* (1)
◀──尾核 Terminal nuclei
◀──头间隙 Cephalic space
（梅氏苏木素染色 Mayer's hematoxylin stain 10×100）

图159　马来微丝蚴
Microfilariae of *Brugia malayi* (2)
◀──尾核 Terminal nuclei
◀──头间隙 Cephalic space
（梅氏苏木素染色 Mayer's hematoxylin stain 10×100）

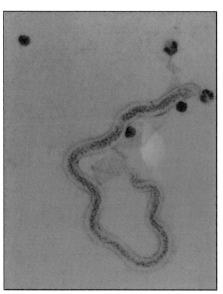

图160

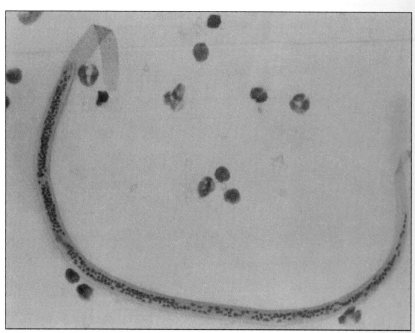

图161

图160 班氏微丝蚴
Microfilaria of *Wuchereria bancrofti* (1)
（梅氏苏木素染色 Mayer's hematoxylin stain 10×40）

图161 班氏微丝蚴
Microfilaria of *Wuchereria bancrofti* (2)
（梅氏苏木素染色 Mayer's hematoxylin stain 10×100）

图162 丝虫丝状蚴自蚊口器逸出
Filariform larvae of filaria escaped from the proboscis of mosquito
←感染期幼虫 The infective-stage larvae
（梅氏苏木素染色 Mayer's hematoxylin stain 10×10）

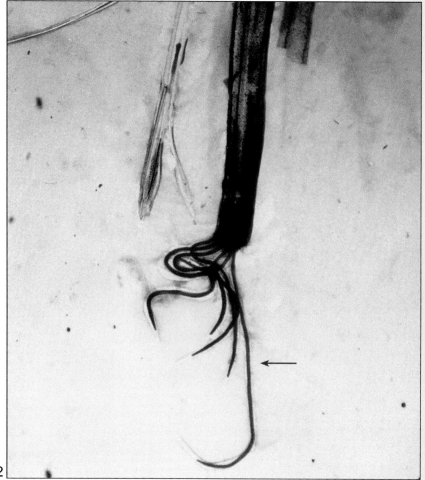

图162

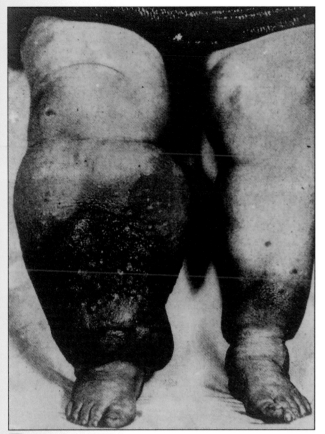

图163

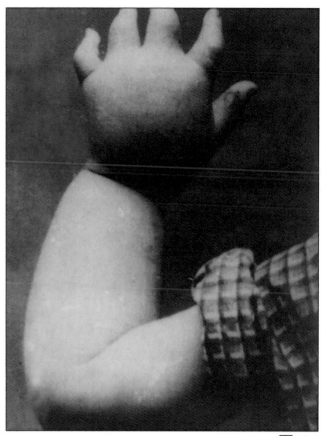

图164

图163　下肢象皮肿
Elephantiasis of the lower limbs

图164　上肢象皮肿
Elephantiasis of the upper limbs

图165　阴囊象皮肿
Elephantiasis of the scrotum

图166　阴部象皮肿
Elephantiasis of the external genitalia

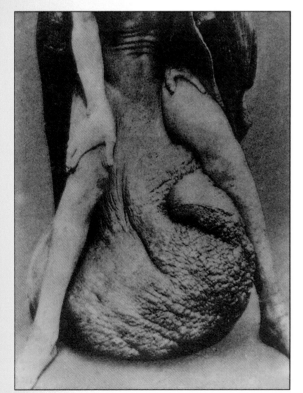

图165

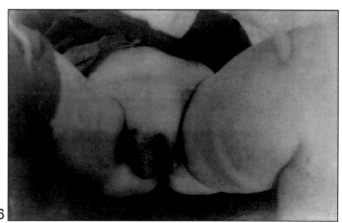

图166

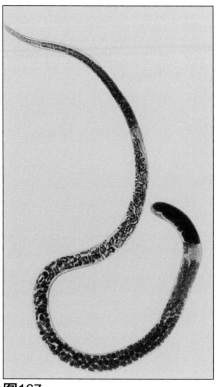

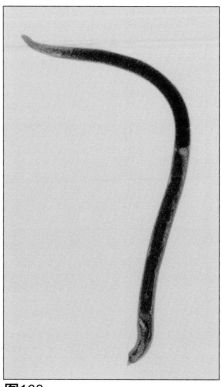

图167 旋毛形线虫
（旋毛虫）雌虫
Female worm of
Trchinella spiralis
（卡红染色 Camine
stain 10×10）

图168 旋毛虫雄虫
Male worm of
Trchinella spiralis
（卡红染色 Camine
stain 10×10）

图167 图168

图169 旋毛虫幼虫囊包（骨骼肌压片）
Encysted larvae of *Trchinella spiralis* (Press
preparations of skeletal muscle)
（卡红染色 Camine stain 10×4）

图170 旋毛虫幼虫囊包（肌肉切片）
Encysted larvae of *Trchinella spiralis*
(Section of muscle)
（苏木素和伊红染色 Hematoxylin and eosin stain
10×40）

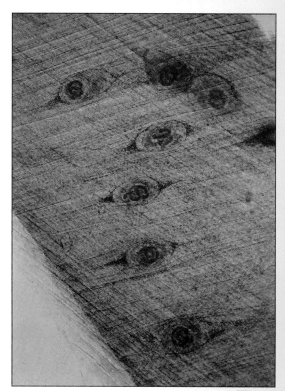

图169

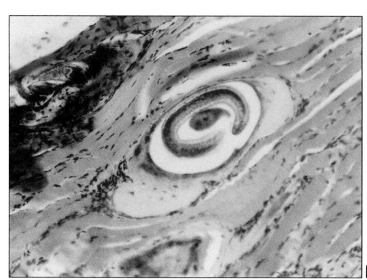

图170

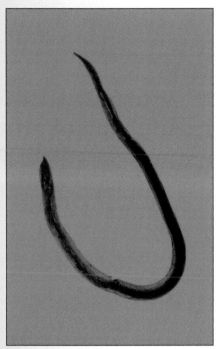

图171

图171　结膜吸吮线虫
Thelazia *callipaeda*
（卡红染色 Camine stain 10×10）

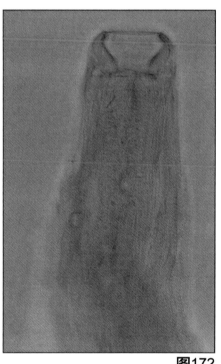

图172　结膜吸吮线虫头部
Head of *Thelazia*
callipaeda
（自然色 Natural colour
10×40）

图173　结膜吸吮线虫雄虫尾部
The end of male worm
of *Thelazia callipaeda*
（10×40）

图173

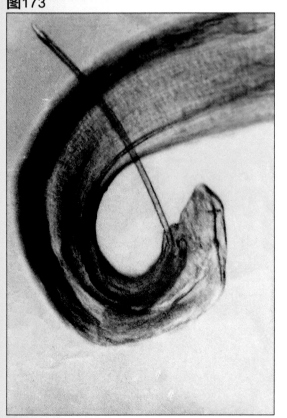

图174　眼弓首线虫幼虫移行症，视网膜末期斑痕
End-stage scar of the retina, ocular larva
migrans of *Toxocara canis*
注：有时被误诊为肿瘤而误摘眼球 Sometimes the
retinal appearances may suggest a tumour, and the eye
may even be enucleated in error.

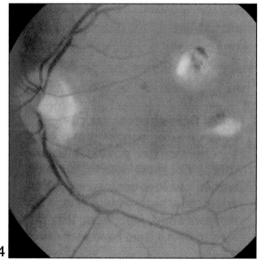

图172

图174

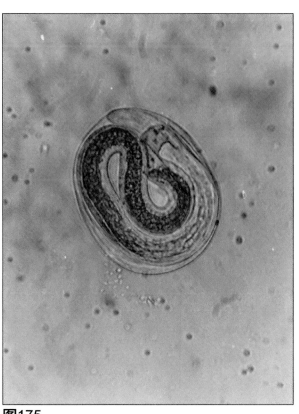

图175

图175 犬弓首线虫感染期虫卵
Infective egg of *Toxocara canis*
（自然色 Natural colour 10×40）

图176 肝组织内犬弓首线虫幼虫肉芽肿切片
Section of granuloma of *Toxocara canis* larva in liver tissue
（苏木素和伊红染色 Hematoxylin and eosin stain 10×20）

图177 脑组织内犬弓首线虫幼虫切片
Section of *Toxocara canis* larva in brain tissue
（苏木素和伊红染色 Hematoxylin and eosin stain 10×40）

图176

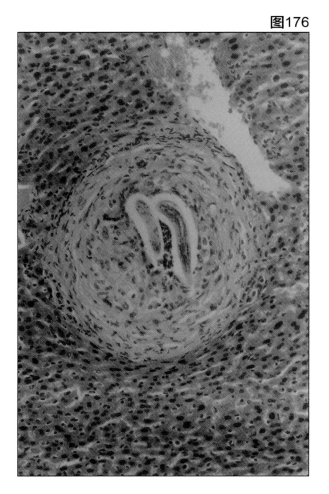

图177

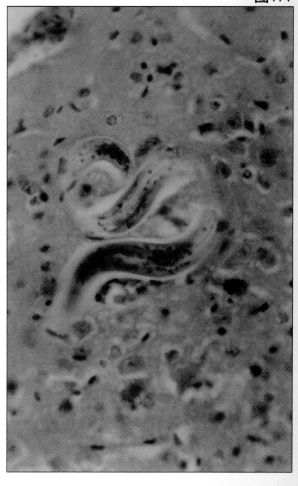

第三章　医学节肢动物
Medical Arthropods

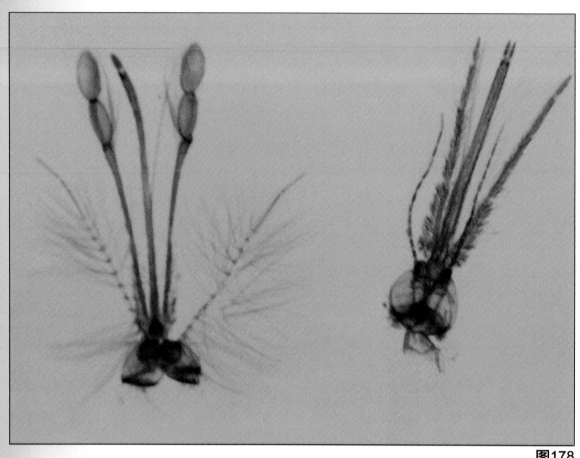

图178

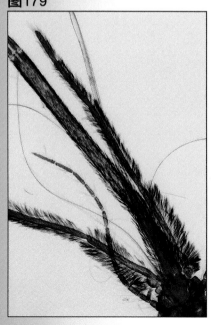

图179

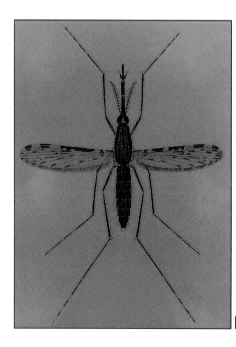

图180

图178　蚊头部
　　　　Heads of mosquito
　　　　（卡红染色 Camine stain
　　　　6.3×1.6）

图179　蚊口器（喙）
　　　　Mouthpart of mosquito
　　　　(proboscis)
　　　　（卡红染色 Camine stain
　　　　10×4）

图180　按蚊属
　　　　Anopheles sp.

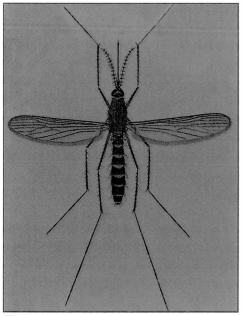

图181

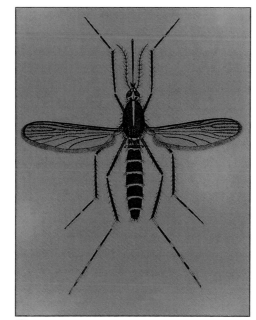

图182

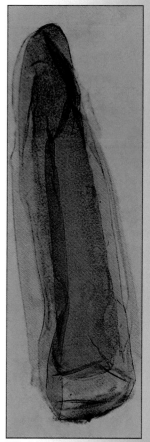

图184

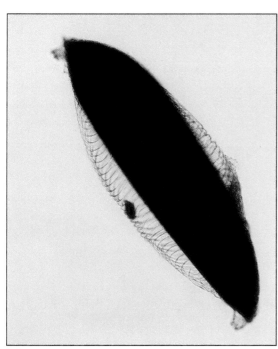

图183

图181　库蚊属
Culex sp.

图182　伊蚊属
Aedes sp.

图183　按蚊卵
Egg of *Anopheles*
（自然色 Natural colour
10 × 10）

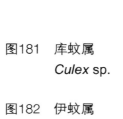

图184　库蚊卵
Egg of *Culex*
（自然色 Natural colour 10 × 10）

图185　伊蚊卵
Egg of *Aedes*
（自然色 Natural colour 10 × 10）

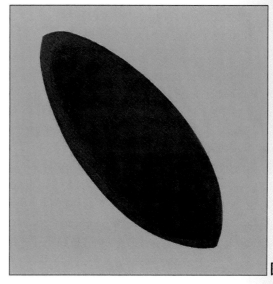

图185

51

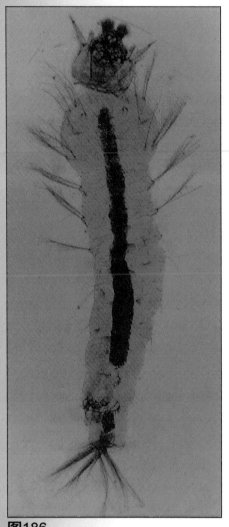

图186

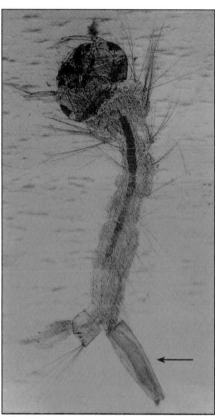

图188

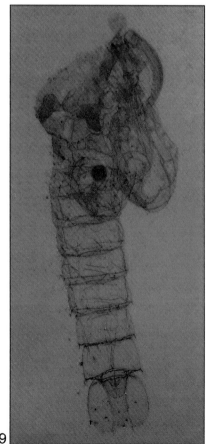

图187

图186 按蚊幼虫
Larva of *Anopheles*
（自然色 Natural colour 6.3×2.5）

图187 伊蚊幼虫
Larva of Aedes
←呼吸管 Air tube
（自然色 Natural colour 6.3×2.5）

图188 库蚊幼虫
Larva of *Culex*
←呼吸管 Air tube
（自然色 Natural colour 6.3×2.5）

图189 按蚊蛹
Pupa of *Anopheles*
（自然色 Natural colour 6.3×2.5）

图189

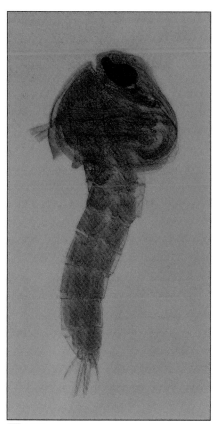

图190

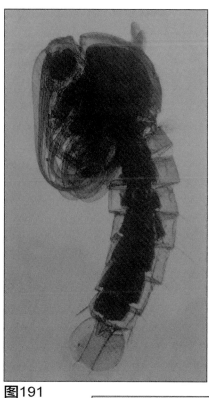

图191

图190　库蚊蛹
Pupa of *Culex*
（自然色 Natural colour
6.3×2.5）

图191　伊蚊蛹
Pupa of *Aedes*
（自然色 Natural colour
6.3×2.5）

图192　蝇口器
Mouthpart of fly (1)
（自然色 Natural colour
10×4）

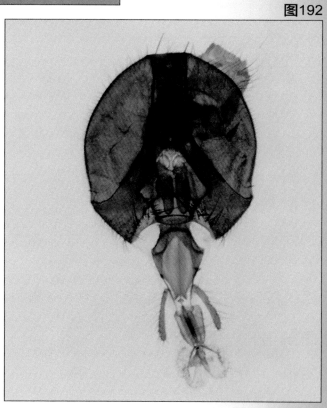

图192

图193　蝇口器
Mouthpart of fly (2)
（自然色 Natural colour 10×4）

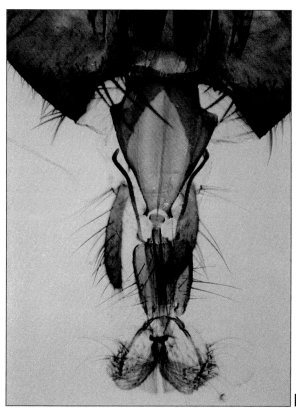

图193

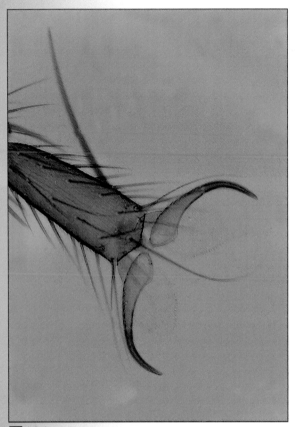

图194

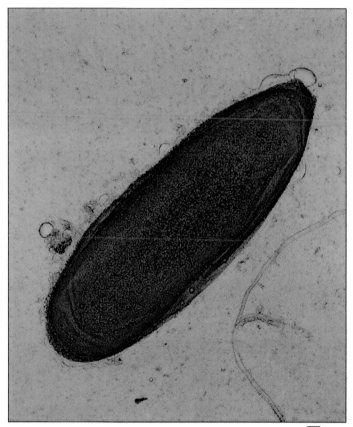

图195

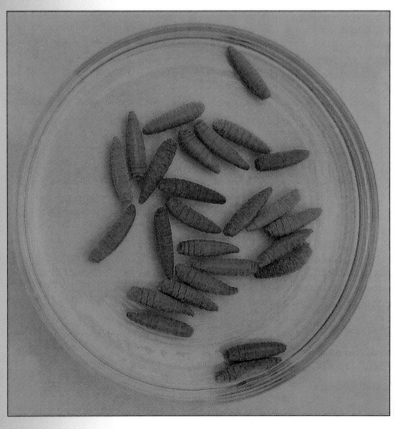

图196

图194　蝇足
　　　　Foot of fly
　　　　（自然色 Natural colour
　　　　10×10）

图195　蝇卵
　　　　Egg of fly
　　　　（自然色 Natural colour
　　　　10×10）

图196　蝇幼虫
　　　　Larvae of fly
　　　　（自然色 Natural colour
　　　　1×1）

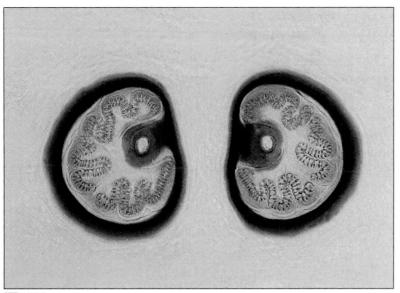

图197

图197　舍蝇幼虫后气门
Poststigma of larva of *Musca domestica vicina*
（自然色 Natural colour 10×40）

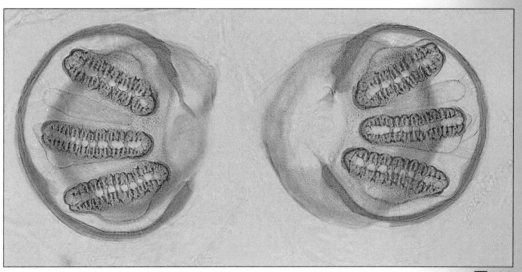

图198

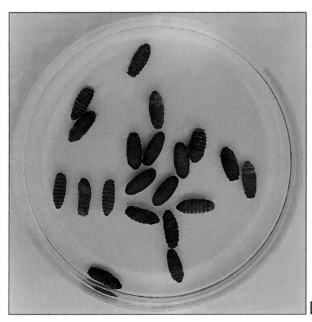

图199

图198　绿蝇幼虫后气门
Poststigma of larva of *Lucilia sericata*
（自然色 Natural colour 10×40）

图199　蝇蛹
Pupae of fly
（自然色 Natural colour）

图200 舍蝇
Musca domestica

图201 绿蝇
Lucilia sericata

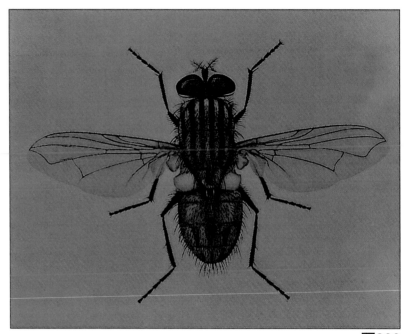

图200

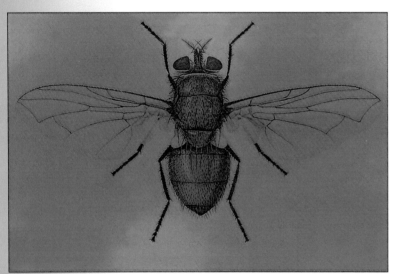

图201

图202 金蝇
Chrysomyia megacephala

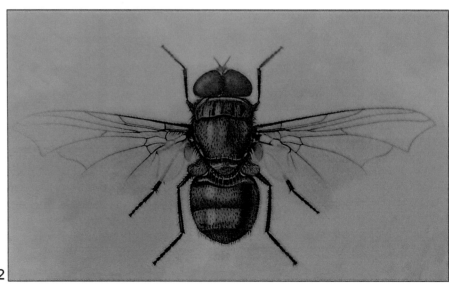

图202

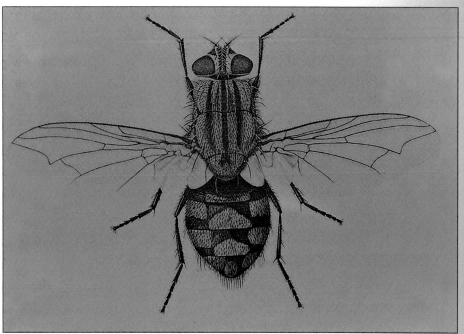

图203

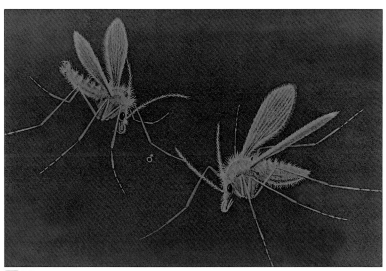

图204

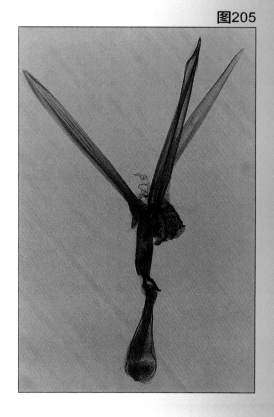

图205

图203 麻蝇
Boettcherisca peregrina

图204 中华白蛉
Phlebotomus chinensis

图205 白蛉咽甲
Pharyngeal armature of *Phlebotomus chinensis*
（卡红染色 Camine stain 10×4）

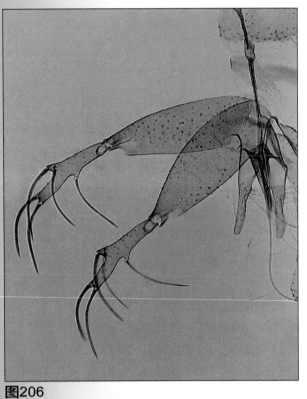

图206

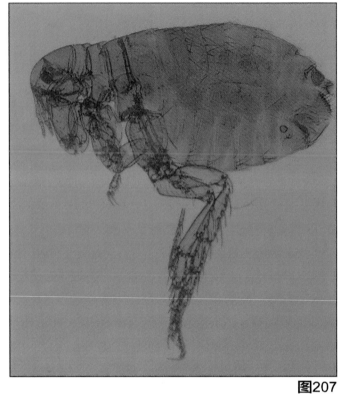

图207

图206　白蛉外生殖器
Spermatheca of *Phlebotomus chinensis*
（卡红染色 Camine stain 10×4）

图207　致痒蚤（雌）
Pulex irritans (female)
（自然色 Natural colour 10×4）

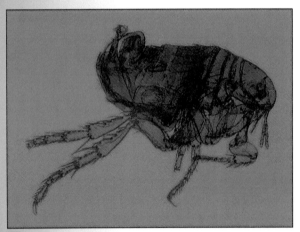

图208

图208　致痒蚤（雄）
Pulex irritans (male)
（自然色 Natural colour 10×4）

图209　印鼠客蚤（雌）
Xenopsylla cheopis (female)
（自然色 Natural colour 10×4）

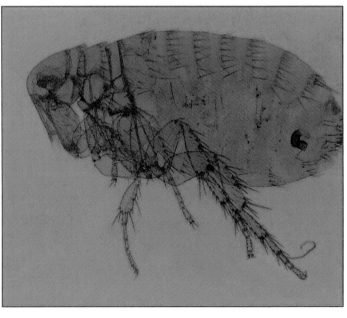

图209

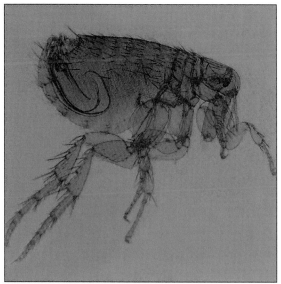

图210

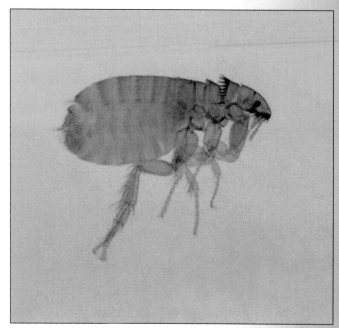

图211

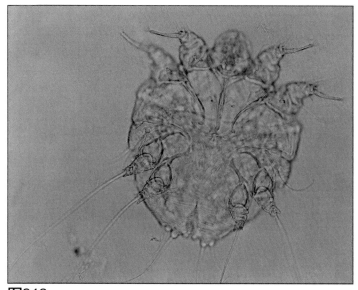

图212

图213

图210　印鼠客蚤（雄）
Xenopsylla cheopis (male)
（自然色 Natural colour 10×4）

图211　猫蚤
Ctenocephalides felis
（自然色 Natural colour 10×4）

图212　疥螨（雌）
Sarcoptes scabiei (female)
（10×10）

图213　全沟硬蜱（雌）
Ixodes persulcatus (female)
A 腹面观 Ventral view
B 背面观 Back view

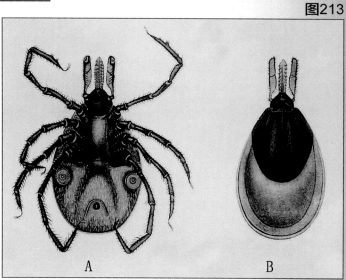

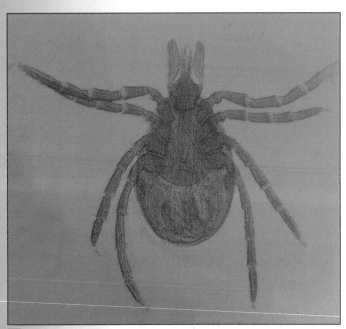

图214

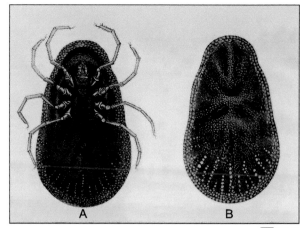

图215

图214 全沟硬蜱（雄）
Ixodes persulcatus (male)

图215 软蜱
Soft tick
　A 腹面观 Ventral view
　B 背面观 Doral view

图216 恙螨幼虫
Larva of chigger mite
（自然色 Natural colour 10×4）

图217 人体虱
Pediculus humanus corporis
（自然色 Natural colour 10×4）

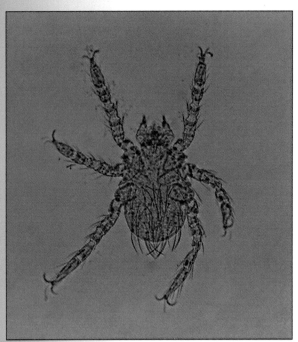

图216

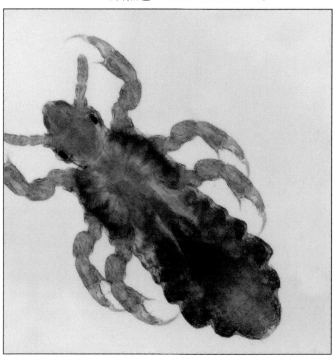

图217

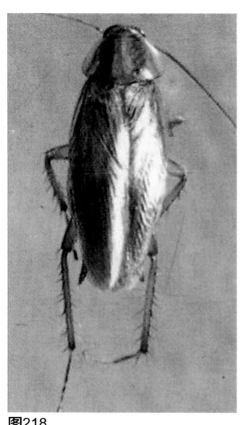

图218

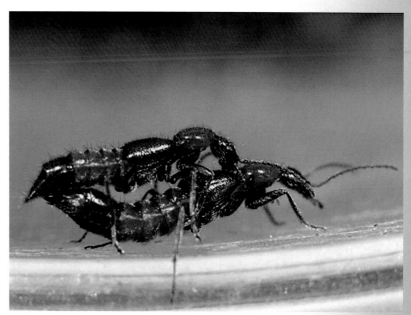

图219

图218　德国小蠊
　　　　Blattella germanica

图219　毒隐翅虫
　　　　Paederus

图220　黑胸大蠊
　　　　Periplaneta fuliginosa

图221　美洲大蠊
　　　　Periplaneta mmericana

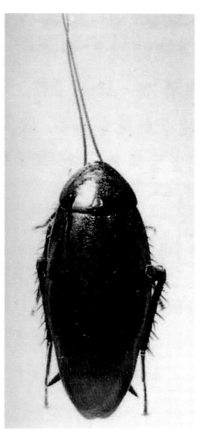

图220

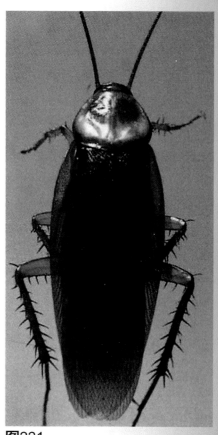

图221

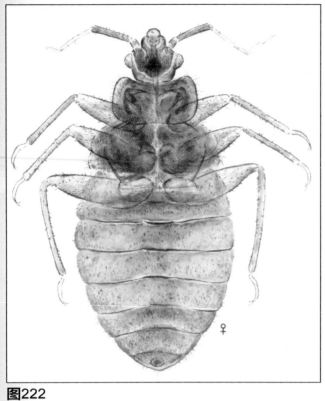

图222

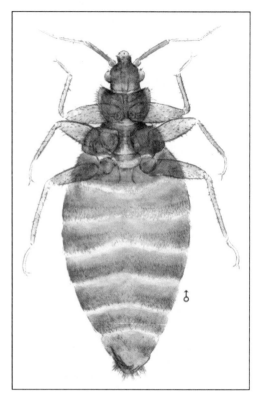

图223

图222　温带臭虫（雌）
Cimex lectularis

图223　温带臭虫（雄）
Cimex lectularis

图224　耻阴虱（雌）
Pthirus pubis

图225　耻阴虱（雄）
Pthirus pubis

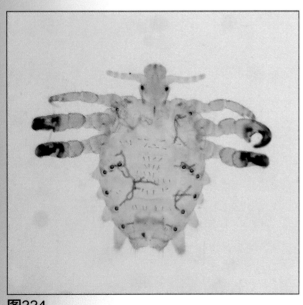

图224

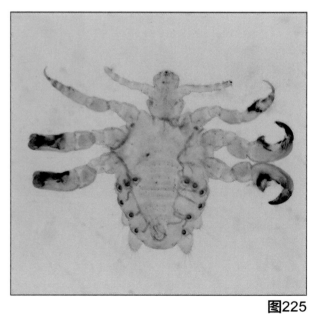

图225